人生を強く生き抜く
シニアのための食と健康法

農学博士
大庭 理一郎

はじめに・・・８０年間の集大成

なぜ私がこの本を書き始めたかの理由を記します。

一つ目は、この種の本は医学研究者および医者が書くことが多く、病名を中心に、診断および治療解説として書かれていることが多いように思えます。よってほとんどが、病名から治療するという内容であります。そこで、私は食、すなわち食糧・食品から長寿が叶えられないかを、国内の大学または海外の大学研究所で研究・追究してきました。すなわち、生化学的・生理学的なアプローチで長寿を全うでき、食品の新陳代謝学から、また分子生物学から健康、老化をこの本で主に解説したいと思ったからであります。よって医者と異なる立場で、しかも私自身多くの学部（工学部、農学部、医学部、理学部、生物生命学部）で教育され、研究してきた経験を生かし、本の内容や長寿へのアプローチの仕方が、医学部などに所属する著者達と異なっている点があることを特に断っておきたいと思います。

二つ目は、一般の方から見て、どのような食をすれば、本当に健康で長寿が全うできるかの点について、特に関心があることを、私が現在、講師をしている一般向けの生涯教育講座の受講者から長年伺ってまいりました。また食や健康に関する本やテレビ番組は断片的である場合が多く、統合的に、系統的に、科学的に放映され書かれたものがほとんどないとみなされます。科学的内容は日進月歩でありますが、一方、古い実験結果や言い伝えをいつまでも記述しているものもあります。この本では、できるだけ新しいデータやエビデンスを専門学会から仕入れてまとめて書きました。

三つ目の注目点は、食は生命を維持する根本的内容でありますので、医学、化学、生物、運動、精神、社会などグローバルな点で食をとらえて、どうすれば健康で長寿が果たせるかを、包括的に考慮し、実践しなければいけない時期だと断定しました。そのための手段として、読者はこの本を統合的に利用されることを願ってやみません。

この本の中で「シニア」という言葉がよく出てきます。シニアを表す言葉として、60歳以上、65歳以上＝前期高齢者、70歳以上、75歳以上＝後期高齢者、90歳以上＝超高齢者など5段階ありますが、私がこの書で使う「シニア」は、60歳以上を示すかなり広範囲な歳と思ってください。よって特に60歳以上のすべてのシニアに読んでほしいのです。もちろん、40・50代の方も対象としています。

私たちの生命を維持しているものは、栄養素であります。本来生命を維持するものは、薬でも祈りや信心でもありません。この食物の栄養素の消化・吸収の代謝を「新陳代謝」と呼んでいます。すべての身体中に起こる現象は、食品・食物の栄養素の新陳代謝からのみ起こり、新陳代謝そのものが生命と考えられています。よって私は、生きるためにはこの体内の新陳代謝を体系的に考え直そうと考えてきました。この書はそのことに多く内容を費やしております。

私が常に考えていることは、食品・栄養学的ないろいろな科学的なデータに基づいた知識を学び、食の実践に応用し、役立ててほしいと思っています。そうすることにより、長寿が全うでき、生活習慣病にも罹らず、人の世話にもならず、自立して元気に過ごせると思っています。ぜひ、自分に当てはまることがあれば、一つでも二つでも実践していただくようお願いします。特にシニアは新陳代謝が弱っていますので、全体的に体と食の革命を起こすつもりで、長いスパン（半年や年単位）でゆっくりと実践を試みてください。きっと願いが叶えられると確信しております。

この本に記した内容は、ほとんど著者が８０年間体験した自叙伝のようなもので、弱い体型の私を強くしたのも食品・栄養学のおかげと思っています。

少し私の履歴を書かせていただきます。生命を知るうえで、私は九州大学の工業化学科で化学の基礎を学びました。卒業後、同大学の農学部で食品関係の基礎科学と生物科学と生化学、さらに食品微生物工学を学び、酵素を生産する微生物を応用してグルコースやマルトースの食品工学的連続製法を確立して、博士論文を10年間の成果として提出し、農学博士の学位を授与されました。

その後、米国コーネル大学医学部（ニューヨーク市）から、たんぱく質の精製法や食品学的知見のためオファーがかかり、文部省からの博士長期研究員として派遣されました。そこの医学部で動物を使った基礎研究（タンパク質化学）を学び、生命の尊さや偉大さを会得してきました。九州大学農学部に戻って間もなく、熊本工業大学で食品バイオテクノロジーの教育・研究者を募集しているとのことで、恩師と共に新分野を開こうと移りました。間もなくして、英国のヘリオット・ワット大学理学部（エジンバラ市）の発酵学研究室の招聘研究員となって、微生物の代謝の研究をしてきました。そこで種々の微生物と発酵食品の事を学ぶことができ、良い実験結果も得ることができました。このようにして、多種の実践的経験を得て、最後は崇城大学の生物生命学部で先駆的な食品・栄養学的研究や教育をしてきました。私は、理科系の基礎的な学部、工、農、医、理、生命の5学部で研究した経験を生かせる道はないかとずいぶん考えてきました。その中で、シニアが色々な点で苦しんでいる様子を見聞きして、定年退官後、少しでも私の経験を活かし、話したいと、数年前より一般生涯教育講座の講師になりました。

現在筆者は、食材の買い出し、簡単な調理もしています。とにかくこの2、3年注意していることは、この書に書いていますバランスの良い食事を食べていますので、おかげでほとんど大きな病気もせず、薬も常飲していなく、健全に快活に生活しております。

もう一度書きます。この世から薬を排除しながら、生の食材から、健全なシニアの生命が育つことを願い、私の８１年の体験からこの本を書きました。

２０２３年6月

大庭　理一郎

目次

第2章 からだはどのような栄養素を欲しているか

第4章　自立して楽しく社会の中で過ごすために……175

第1章　からだの仕組みと老化の元凶（健康リテラシーを高めよう）

人は新陳代謝をしているから生きている

まず、生きることから考えてみましょう。生きているもの全てが、何らかの方法で食べ物を摂って生きています。このことは生命活動の第一歩とも呼ばれます。現在どのような生物でも、原始的社会の生物も、自分に必要な栄養物を取り込んでこそ生きてきました。原始の生物が海底のホットスプリング辺りの原始の海で生まれるまで、地球の誕生から約３６億年かかっています。

ここで最も大切なことは、原始の生命は主に４つの元素から作られたということです。すなわち水素、酸素、炭素、窒素の４元素です。今の地球上にいる生物のすべてが、この４元素を主軸として生きています。生命現象からして、この４元素を必要量摂ることが生命を継続するうえで大切です。この研究をしているのが、生体栄養学や生体代謝学であり、その根底には生物学、生化学が存在しています。医学は本来応用面の学問であり、医学といえども、基礎的な生化学や栄養学を無視することができません。

私はこの生化学や栄養学を基礎として、食品そのもの及び発酵食品など４０余年研究を続けてまいりました。その結果、私たちの生命を維持し、長らえているものは、栄養素であることがはっきり分かったのであります。決して、薬でも、祈りでもなかったのです。すなわち、食べ物の中にある栄養素が、私たちにとって生きてゆく上の生命活動に必要十分の条件であったのです。

口から入る食物は全て栄養素を含んでいますが、それが生物の進化の途中で人間に進化してきたことは、本当に不思議で重要なことです。原始的な生物から現在の人までの進化の過程は省略して、食べたものがいかに体の成分になり、生命として費やされるかが最も重要であり、この本の主体であります。

この食物の消化・吸収の代謝、しかも生命を動かす全ての原動力になるこの一連の過程を、私たちは「新陳代謝」と呼んでいます。食品の栄養物が頭を動かし、手足を動かし、心臓を動かし、情報などを記憶する、すべての身体中に起こる現象は、食品食物の栄養素の新陳代謝からのみ起こり、新陳代謝そのものが生命と考えられています。

今ある自分の体やエネルギーは、過去の食物から摂取したものです。過去の新陳代謝から生まれたものです。これから摂取する食べ物は、未来を形成する自分となります。これから先の元気な自分の体やエネルギーとなります。力強い自分を作り替えるには食が最も大切なのです。

よって私は、生きるためにはこの体内の新陳代謝を体系的に考え、多く学ばなければならないと考えています。そうすることにより、老化を防ぎ、長寿が全うでき、生活習慣病にも罹らず、薬の世話にならず、人の世話にもならず、自立して元気に過ごせるのです。

この本で述べる食の奥深い新しい生命力を知ってこそ、また自分の生活に取り入れてこそ、生きる喜びが数倍大きくなり、美しい長寿者として生き延びることができると確信しています。

生きることと老化は紙一重

食べることは生命現象を維持することだと述べましたが、この生命現象はいつまでも永久に続きはしません。現に見ればわかる通りに、生と死は表裏一体と考えらます。すなわち生まれるものはすべて死んでいきます。なぜこんなことになるのでしょう。答えは２つ。

１つは遺伝子にそう書いているからだ、と遺伝学者が言っています。私たちが持っている遺伝子に寿命が記されています。人によって生きる期間は異なるともいわれます。

2つ目は、その個人の育った環境にも影響されるともいわれます。それは生体細胞の酸化によって、細胞そのものが、そして細胞機能も酸化され朽ちていくからです。例えて言うと、鉄も水と空気でサビついてゆきます。サビが進むと鉄骨も脆くなり、前の形を維持しなくなり、赤サビをふいて朽ち果ててゆきます。すなわち鉄骨の機能を失ってしまいます。

生体も同様なのです。酸素（実は異常な酸素）で生体が、臓器が、細胞が酸化され、傷つき、朽ち果てていくのです。現在はこの酸化現象を物理学および化学から学び、ご存知の人が増えています。しかし、一方、この現象を知らない人が多いのです。この現象が発見されて、まだ60年余しか経たないからであります。物理化学で酸素が数種あることが発見されたからです。

普通の酸素は体にとって有益となり、貴重な存在ですが、新しく発見された異常な酸素、すなわち「活性酸素」は体にとって有害であることが判明しました。酸素の前に「活性」がついて、「活性酸素」と言われていますが、「活性」の意味は、体の細胞や内臓が化学的に過剰に酸化されて、徐々にその元の機能が衰えさせられ、細胞や内臓の機能を停止させられるからです。すなわち活性酸素は過剰に生体を酸化し、本来の機能を衰えさせてしまうものです。

しかし、地球上の動物は、みなこの有毒物である活性酸素に耐える方法を編み出し、耐え忍び生きてきました。生体内に抗酸化機能を備えるようになったからです。しかし、長年活性酸素を浴びていると、最終的に活性酸素の餌食となって、種々の生体機関に致命的な支障をきたし、生体機関が停止し、死に至る場合もあります。

この「活性酸素」の物理化学現象は一大発見であり、生物学、食品・栄養学、医学などに大きな新しい衝撃を与えました。私もその一人でありました。詳しい活性酸素についての内容、解説は以後の本文の一つの中心事項でもあり、多く記されていますので、活性酸素の詳細はのちの本文に譲ることとします。

生物、特に動物は、活性酸素の有害な攻撃を受けることにより徐々に酸化、及び過酸化されて生命が縮んでゆき、老化し死に至ります。この項目でしっかり要約してほしいことは、生きることと老化は紙一重ということであります。

体は酸化によって老化してゆく

シニアの体の老化がはっきり出てくるのは頭髪と顔でしょう。人によっては50歳過ぎると急に老け込む人がいます。ふさふさの頭髪量が急に減る人もいます。60~70歳になると白黒ゴマ模様になり、白髪になり、また頭髪が薄くなる人が多くなります。慌てて増毛剤を求め、増毛店へ駆け込む人もいます。美容用のかつらを買いに行く場合もあります。この頃より髪の毛を染める人が多くなります。髪が白くならなくても、男性は口髭、顎鬚が白くなり始める場合があります。この時、男性はシニアになったなーと気が付くものです。

また、老化を感じる現象として、顔に出るしわ、しみでしょう。よく考えると、顔の表面は40年も50年も日光に耐えてきました。鉄骨でも10年も20年も日光や風雨に晒されると、サビがでて脆くなり、穴も開いてきます。人の顔・肌は、よく手入れしてもシミやしわが出てきます。確かに個人差はあります。女性の場合、どうしても同年齢と比較しあい、シミ、小じわに悲愴の感情が沸くことしばしばです。

人によって異なりますが、４０年も５０年も日光に耐えてくると、自前で働く抗酸化酵素能力が衰え、顔も肌も衰えてきます。また、血液中から活性酸素が常に全身に送られてきて、末端の細胞が酸化され、細胞能力が衰えてきます。衰えてきた結果、皮膚の細胞の新陳代謝が鈍り、細胞の再生能力が落ちる結果となります。前に書きましたが、新陳代謝が鈍ってくると、生命力が鈍ることとなります。きれいな細胞が再生されなくなり、しかもいったん老化した細胞や組織ができると、その悪い代謝機構を受け継ぐことになります。老化が老化を生んでいくこととなります。よって、このサビる現象・酸化は老化の主な原因と言われています。

私たちが酸素を吸っている以上、細胞内のミトコンドリアで酸素とグルコース（ブドウ糖）が燃焼し、エネルギーとなります。その際、２から３％の活性酸素が酸素から不完全燃焼として生まれ出ます。この活性酸素が血液に乗って体中をめぐることになり、細胞や、栄養物を酸化して老化を引き起こしてしまいます。活性酸素が過剰に発生すると、体の中の生体分子に酸素が結合し、酸化物質となり、疲労や肌荒れ、高血圧など様々な現象を起こして、ますます老化が進行します。

参考として活性酸素の種類を示します。主なものとして、
O_2^-（スーパーオキシドラジカル）
・OH（ヒドロキシラジカル）
H_2O_2（過酸化水素）
$^1O_2$（一重項酸素）

これら4つの活性酸素は、時に酸素ラジカルと言われ、フリーラジカルの一種です。細胞中のミトコンドリアでは、エネルギー変換中に酸素（O_2）がスーパーオキシドラジカル→過酸化水素水→ヒドロキシラジカルとなり、最終的には水に分解されます。

活性酸素は毒物だ

前項でも活性酸素についてその概念を記述しましたが、ここでは、活性酸素が毒物である内容を記述したいと思います。普通または一般の酸素は、O_2として分子中の原子も電子も安定構造を取っています。しかし、活性酸素の分子構造はO_2^-（スーパーオキシドラジカ

ル）などを筆頭として、数種が安定なO_2構造とは異なっています。これらの数種の活性酸素は、反応力がO_2と比べて大変強く、体の中で生体の化学分子を酸化する能力に富み、異なる反応物（酸化物質や過酸化物質）に変えてしまうのであります。

一方、ここで活性酸素の生体内でよい働きがあることを記述します。動物、特に人は、活性酸素の良い働きを利用して、外敵である病原菌などを駆除しています。例えば、白血球の免疫機構は、活性酸素（スーパーオキシドラジカルなど）を放出して感染予防の重要な役割を果たしているのです。すなわち、活性酸素の酸化力を利用して、微生物や・ウイルスの生体内をあっという間に過剰に酸化して殺菌してしまうのです。これはすばらしい機構であります。白血球の大切な働きは、感染性の病気にならないように体を守っていることであります。白血球の持つ活性酸素の強さによって、病気になりにくい人や、逆に長寿を全うせず早死にする人もいます。

次に、活性酸素の生体内での新しい確かな毒性について記述します。活性酸素の重要な性質は、化学的酸化能力が非常に高く、生体成分を酸化・過酸化してしまい、通常の生体分子から異常（異質）な生体分子に変えてしまう悪い毒性です。活性酸素が酸化する相手は、食品成分や体を構成している成分です。

一例として、脂質、すなわち油が一番酸化されやすい物質です。最初に酸化されやすい成分は脂質であり、生体を構成している細胞膜の脂質成分や血液中のコレステロール成分を酸化してしまいます。次に体を構成しているタンパク質や遺伝子（ＤＮＡ）までも酸化して、その機能を低下させ、機能不能までも追いやってしまいます。今のところ活性酸素は生体内で最悪な物質であります。

しかし、これを徐々に排除する仕組みができて、地球上の酸素に打ち勝つ動物が出現し、体内に抗酸化酵素が生み出されてきました。この酵素によってある時期（生存年齢）までは、活性酸素を体内からなくせる（消去する）ようになっています。若い時は抗酸化酵素の力は強く、老化が思ったほど進みにくいのですが、シニアともなると、この体内にある抗酸化酵素の力が弱くなり、老化が目立ってくるのです。

活性酸素を消去する体内酵素

体内には、活性酸素を制御する酵素が動物の進化の過程で獲得されています。前項で少し記しましたが、ＳＯＤとＧＰＯ酵素とカタラーゼです。ＳＯＤ（スーパー・オキシド・ディスムターゼ）やＧＰＯ（グルタチオンペルオキシダーゼ）は、体内で酸素の発生する場所やエネルギーの発生する場所にはどこにもいます。カタラーゼは肝臓、腎臓、赤血球に多く存在します。これらの３つの体内酵素は、乳幼児の時からずーっと、人が生きるために酸素が発生する場所で、２～３％発生する活性酸素の毒から人体を守ってくれる有用な酵素です。ＧＰＯはO_2^-（スーパーオキシドアニオン）を無毒化に、またＧＰＯは過酸化脂質を還元し無毒化に、さらにカタラーゼは活性酸素の過酸化水素を無毒化します。

　これらの３つの酵素が働くには、さらに銅、マンガン、セレンなどのミネラルの栄養素が必要です。よって、加齢に伴い、食が細くなり、これらのミネラルの摂取が減少してくると、体内酵素の活力が減少し、体内にいろいろな悪い現象、特に酸化（サビ）が発生し、老化が思ったより早く訪れるようになります。シニアになるとこの抗酸化酵素の生成能力が衰えてきます。これを防ぐには、銅、マンガン、セレンなどのミネラルの栄養素を含む食材、また抗酸化物を含む食材を食べることが重要になってきます。

　詳しいことは、徐々に書き記していこうと思います。とにかく人の体の中には、毒物である活性酸素を無毒化する生体内抗酸化酵素があることを知って欲しいのです。

シニアは特に骨を大切に

シニアの骨はたいてい脆いものです。原因は全て食べ物にあります。食べ物さえしっかり摂っていれば、骨の密度は高く保たれます。ですがシニア本人は、しっかり食事は摂っているので自分の骨は大丈夫と思っています。しかし、ほとんどのシニアが、ある日、ある時、偶然につまずいたり、手足をこねたり、くじいたりして、手足の骨に傷を入れたり、ひびを入れたり、曲げたり、ひいては骨折させてしまいます。

大体、骨の中身はスカスカの軽石またはスポンジ状なのですが、シニアの骨ともなれば一層骨の穴が大きく開いて、折れやすくなっています。このスカスカの状態の骨を「骨粗鬆症」の骨と一般的に言うのです。折れた後の状態の骨を骨粗鬆症の骨というのではなく、折れる前のスカスカの骨の状態を病気の骨というのです。骨は、どんな丈夫な人でもセメントの棒のようなものでできていません。スカスカ状なのです。

また一般に言うカルシウムだけでできてはいません。化学的組成名で言えば、「ハイドロキシアパタイト」（略してアパタイト）であり、主成分はリン酸カルシウム・マグネシウムであります。骨の素材はカルシウムとマグネシウムのみではありません。構成成分として銅や亜鉛、マンガン、モリブテンなどのミネラルが必要なのです。

もう一つ骨の大切な素材は、軟骨を主に形成するタンパク質であります。これらの素材を組み立てる体の中の道具として、ビタミンDが必要なのは小学生でも知っています。ですが骨を作る道具の一つ、ビタミンKとビタミンCがさらに必要なのです。これらがそろって十分に働いて、アパタイトができあがります。シニアが勘違いして、自分の骨は丈夫であると思っている時が骨粗鬆症状態と思って間違いがありません。若い時に強い骨を作っているからシニア時も大丈夫だという人は大間違いをしています。

骨は小さい骨でも4か月、大きい骨は4年がかりで新しい骨と入れ替わる（代謝される）のです。シニアほど骨に関心を持ち、骨の材料12種（カルシウム、リン、マグネシウム、銅、亜鉛、マンガン、モリブテン、ヨード、タンパク質、ビタミンD、ビタミンK、ビタミンC）をバランスよく摂ってこそ、骨が新たに形成されることを肝に銘ずることであります。

一昔前まで、骨はカルシウム（牛乳か小魚）を取っていれば、立派な骨ができると信じ込まされていましたが、新しい骨の形成の仕方はさらに詳しく複雑になりました。立派な骨が形成されるまでの体のメカニズムについて、次の項目でお話しします。

骨粗鬆症状態の骨は、いつ傷ついても折れてもいいような状態です。すなわちその骨が病状を呈すると、歩くのに杖や人の世話になると思われます。健康年齢がその時終わったと考えられます。いかに強い立派な骨を現在、持っているかで、健康年齢が決まると考えても良いと思われます。まともな歩行ができなければ、運動能力が落ち、食の新陳代謝も劣化し、内臓器官が一部悪くなることにもなりかねません。

骨粗鬆症にならないための知識

骨といえども体の一部であり、骨はすべて食べる材料から作られています。前項にも書きましたが、骨はアパタイトで作られ、食材はカルシウム、リン、マグネシウム、銅、マンガン、モリブテン、ヨードの7つのミネラルと、3つのビタミンDとビタミンK、ビタミンCと、良質タンパク質、そして多くの酵素類とホルモンが共同作業して造られるものです。よって、骨粗鬆症にならないためには、10個の栄養素とタンパク質、その他の多くの助酵素（補助因子）が含まれる食材を、毎日一定量持続的（数年にわたって）に取り続けないと、骨粗鬆症になる可能性が大きいのです。

以上、骨になるにはいろいろな食材が血液に乗って、骨の骨芽細胞から主にカルシウムを取り入れます。一方、血管中のカルシウム濃度は一定（１０ｍｇ／ｄｌ）に保たれているので、血液中のカルシウムが不足すると骨の破骨細胞から骨の外（血管の中）へ放出されます。よって、常に一定のカルシウムを毎回の食事から摂らないと、血管中のカルシウム濃度が減って（１０ｍｇ／ｄｌ以下になる）、破骨細胞から、骨のカルシウムを筆頭として骨の材料が骨の外へ流れ出て、骨の密度が減って、骨がすかすかとなってしまいます。このように、骨が作られるには多くの条件が揃わないと丈夫な強い骨ができません。

もう一つ大事なことは、骨も皮膚と同様に新陳代謝が行われています。毎日古い骨が壊されて新しい骨が生まれています。古くなった骨は破骨細胞で壊され、新しい骨は骨芽細胞で生まれでています。１日に約１ｇずつのカルシウムが新しい骨に入れ替わっています。１本の骨は約３～４か月で作り替えられ、全身の骨が入れ替わるのに約３～４年かかります。

ここで盲点があり、若い人は骨の入れ替わりが早いのですが、シニアになれば、非常に遅くなります。というのは、酵素やホルモンなどの代謝が老化により量が少なく、働きが遅くなっています。しかも骨その物の調達がうまく図られていないからです。そのためシニアには、若くて４０歳代、特に女性が多く骨粗鬆症になっている方が多いのです。骨密度が軽く、スカスカ状態であることに自覚症状がないだけ、本人は気が付いていないだけです。５０代、６０代になれば、４、５人に１人が食事からくる骨材量不足の骨粗鬆症だといえます。

姿勢も大切です。前かがみにならないように、胸を張って、腰を前に突き出すように、手をできるだけ前後に振って、顎を下に引き締めて歩きましょう。

では、どのような食事をすれば骨粗鬆症になりにくいかは2章で詳しく説明いたします。骨を強くすることはシニアにとって大変重要なことで、自立して生活できる健康年齢を、今の８０年代を5年、１０年と引き延ばし、長寿を達成したい念願が叶えられると思われます。

脳は最も栄養を欲している

シニアになれば、どうしても体の動きも脳の動きも悪くなります。これは自然なことでありますが、２つのなすことで、ガラッと掌を反した如く調子が良くなることが科学的に証明されています。１つは食による改善、もう１つは脳を鍛えることです。ここでは食による改善を特に記し、この本の後半で脳を鍛える内容を一部述べたいと思っています。

人は命を繋ぐために食による新陳代謝をしています。このことは人に限らず、命のある生物全てに共通の現象です。生きるためには、食による新陳代謝をすればよいのです。新陳代謝は字の如く、古い細胞は消去され、新しい細胞が生み出されてゆきます。脳の古い細胞は新しい細胞と入れ替わります。シニアになればこの新陳代謝の速度が遅くなります。若い時のようには働きません。

脳細胞は神経細胞であるシナプスを通して記憶を蓄積します。そのシナプスを通る電子伝達物質が、シニアになれば食による供給が少なくなります。特にリン脂質（コリン系脂質）や油のＤＨＡ（ドコサヘキサエン酸）やＥＰＡ（エイコサペンタエン酸）であります。

これら3種を特に食によって供給することが、シニアの健忘を防ぐこととなります。リン脂質の食材は卵と大豆であり、DHAやEPAは青魚（サンマ、マグロ、イワシなど）であります。これらの食材を1～3日に適量食べることにより物忘れが少なくなります。

さらに物忘れが進むとボケも進んできます。最近ではこれら、物忘れやボケも認知症の初期段階として、認知症に含まれる場合もあります。ボケは頭の働きが衰え、ぼんやりするタイプであります。やはり記憶力、思考力、判断力が低下しています。

最後に、脳を動かしているエネルギーはただ一つであるということです。その物質は、グルコース（ブドウ糖）ということをぜひ知っておいて下さい。朝食には糖分が必要です。ごはん・パンや麺類です。これを取らない以上、頭の働くエネルギーが素早く供給されないからです。私の事ですが、大学で朝1時限目、教えていると寝ている学生がいるのです。聞いてみると、朝食なしで授業を受けているという。頭にエネルギーが行き渡っていないのです。これは単なる実例ですが、朝食に糖類がない以上、朝から頭が働かなく、快活になれないのです。

平均寿命や健康年齢が高くなるにつれ、最も心配なのは、脳健康年齢が低くなるのではないかとの疑問です。ある推計統計では、シニアの3人に1人は、今後広い意味での認知症か予備群になりそうとのデータがあります。第３章の一部で認知症の詳しい食に関する対処の仕方について述べる予定です。

とにかく、脳は腸と共に大切な場所ですので、日頃からエネルギー補給と記憶に関与する食材や栄養素については必須事項として、学習と実践を続けてほしいと思われます。

健康・長寿は腸活（整腸作用）から始まる

顔がいくら美しくて綺麗でも、体が健康とは限りません。健康・長寿に関して、現代は腸が最大の価値を持っているのです。健康人の腸はとてもきれいです。腸美人ほど、健康で長寿を保ちます。健康な人ほど、腸内に異物がなく、通じ・排泄がよく、代謝が行き届いています。逆に腸が悪ければ、胃や腸がもたれた感が常にあり、ゴロゴロと鳴る場合もあり、痛む場合もあり、詰まる場合もあり、下痢する場合も、食欲が減退する場合もあります。便秘の方は腸が良いとは言えません。便秘は一種の健康でない兆候と捉えるほうが正解です。

腸を健康に保つ作用を「整腸作用」と呼びますが、この整腸こそ健康体を表している言葉で、腸の消化・吸収・運動などの機能が正常に働き、栄養物の新陳代謝がスムーズに働いていることを意味します。栄養物の消化・吸収は、消化器官内の酵素類に関係が最も深いのですが、このことに本当に気が付いている方は少人数の方だと思われます。

その他として、腸内細菌の役割も大きいのです。腸に100兆個の腸内細菌が存在し、その種は大まかに善玉菌、悪玉菌、日和見菌に分けられ、その菌群のバランスが悪く（悪玉菌が多く）なると、腸の調子が悪くなることが知られています。善玉菌を多く増やしてきた人こそ、長寿や健康を保ってきたと思われます。その善玉菌を増やす方法は食にあって、一言でいえば、野菜類やオリゴ糖を多く食べることであります。この科学的実験の詳しいことは後述します。

さらに重要なことは、腸内には免疫機構が多く存在し、人体の60~70%集まっていると言われています。外部から侵入した有害細菌や有害ウイルスは、腸の壁に多く存在する白血球群団（免疫機構）によって食い殺され消滅させられます。シニアになるとこの免疫機構が健全に働きにくくなり、いろいろな外敵の有害菌に負け、病気になり易くなっております。元もと整腸作用のある食事をしないことには免疫機構も強くなりません。乳児にはビフィズス菌が多く存続していますが、幼児になると外からの有用菌（乳酸菌）が多く繁殖すると同時に、日和見菌や有害菌も増えてまいります。しかし、若い間は余程の事がない限り、腸が侵され病気になることはありません。しかしシニアになれば、整腸に役立つ食事内容が悪くなり、量も十分でなくなります。

私たちが、シニアにぜひ摂ってほしい必要な食成分は、大きくいって２つあります。１つは「プロバイオテックス」という善玉菌を多く含む食材です。特に食材として発酵食品が挙げられます。もう１つは「プレバイオテックス」という食材です。この食材は善玉菌を増殖させる食材です。食材として特にオリゴ糖があります。その他として野菜や海藻、キノコ類に含まれる食物繊維類です。

シニアになると、消化器官である胃や腸類を第一に健全に保つことから始めるのが重要と思われます。脳学者や神経学者が提唱していますように、脳は第一に消化器官から食べ物などの情報を得てから後、脳で情報を集積し、全細胞にさらなる情報を発信すると言われています。これを最近の言葉でいうと「脳腸相関関係」ということで、脳と腸がお互いに情報を密接に交換しあっていることです。

「腸は第二の脳」と言われていますが、腸から脳が進化して造られたと言われているのが定説です。ある生物は頭部がなく腸のみが存在し、脳からの指令がなくても一部は独立して活動しています。脳がなくても腸のみで生きている生物が原始の動物であったことはあまりにも有名です。現在でも深海に棲むある生物には頭部がなく、触角と腸のみで生きています。

とにかく、消化器あっての生物で、消化器のしっかりした動物ほど、進化の途中でしっかりした脳を形成して発展していったと思われます。人にしても、しっかりした胃や腸を持っている人ほど、長寿の土台を持っているということです。どのようなものが胃や腸に良いか、詳しい内容はその折々に述べたいと思います。

老化を防げば高血圧も防げる

いきなり、老化を防げば高血圧になりにくいと記しましたが、本当に老化と高血圧は密接なものです。シニアになれば血管の弾力性が失われ、血管壁が固くなります。そうなると血液を送り出す際に血圧が高くなります。実態を調べてみると、高血圧になる率は前期高齢者より後期高齢者のほうが３倍以上に大幅に増加します。

高血圧の原因にはいろいろありますが、ホルモンや血圧に関与する体内酵素、他の生活習慣病からくるもの、活性酸素から酸化されて、その他の原因で高血圧になる人さまざまです。しかし血管の老化が原因で高血圧になる方が多いようです。血管は加齢で、使えば使うほど弾力が失われ、硬化するものです。その中で、血管中に流れる物質、コレステロール、中性脂質、白血球群、赤血球群が、活性酸素により酸化され、その酸化物が血管細胞壁に吸着堆積し、その酸化物が粥状状態になり、粘着性を増して、血管の柔軟性、弾力性、血液の流動性を悪くしてしまいます。

一方、血管そのものも酸化されやすい脂質類で出来ていますので、血管を流れる活性酸素で酸化されてしまいます。血管内外壁が酸化されると血管が硬化状になり、「動脈硬化」となります。動脈硬化になりますと、脳卒中や虚血性心筋症と発展していく場合が多いようです。しみ、しわなども活性酸素で老化現象として現れるのですが、高血圧の一つの大きな原因は、活性酸素からくるものです。

この高血圧にならないために、シニアにとっては、活性酸素をより消去（中和）する抗酸化物を少しでも多く摂取することです。この抗酸化物は大変多くの種類があり、食品から常に摂ることができるものです。具体的食材については後述する予定です。

老化を本当は防ぐことができませんが、現状維持や遅らせることは現在容易なことです。しかしある人にとっては、若返っているのではないかといわれるくらい若く見え、軽やかな行動を行ったりする人がいるものです。そういう人は老化を食い止めて、若い細胞を食によって増やしている人です。どうしたら若返るかは、この本を完読することで少しはお分かりになることと確信しております。

がんの発生するメカニズムを知ろう

がん発生の原因は、遺伝子（二重らせん構造）の一部が外部からの要因で切られて遺伝子の組み換えが起こること、または遺伝子同士のコピーの間違いから起こる「突然変異」です。すなわち遺伝子の傷によって遺伝情報が書き換わってしまうことです。この遺伝子の傷を修復する仕組みも体内には備わっていますが、修復がうまくいかない場合は、突然変異としてその変異した遺伝子が増幅されていきます。その人体の遺伝子の複製は完全ではなく、常にエラーがつきものです。自然に突然変異は起こっています。人体では１０万回に数回の割合で起こります。

突然変異細胞は多くの場合死にますが、数％死なない細胞＝がん細胞となります。ほんの一部が分裂を繰り返し、増殖された細胞が無定形（器官にならない細胞）のまま分化しないで増殖し続けます。がんには良質がんと悪質がんがあり、悪質がんは発生した部位や器官だけで増殖するのではなく、他の器官・組織へ転移することにより、転移先の部位の細胞を駆逐し、その部位の組織の機能を停止させるまで増殖し続け、最終的に一人の死に追いやります。

人体を襲うがんは人からうつるものではなく、自分の生活習慣から引き起こされます。主な原因としてたばこ、加齢、食生活、農薬・化学物質などの発がん物質、紫外線、放射線、活性酸素、過酸化脂質などから誘発されます。

この中で、農薬や化学物質などの発がん物質から、がん遺伝子が発生することは理解されているのですが、加齢と食生活、活性酸素などによるがん発生の確固としたメカニズムはあまり知られていません。私のこの本は、特に食生活からくるいろいろな病気や、逆に体を強く長寿に導く食材やメカニズムについて、多くの内容を割こうと思っています。もちろんがんになりにくい食事もあります。がんを予防したり、たまにがんを治癒したりする食事もあります。

実はがんは、生まれて間もない時から遺伝子に突然変異が生じていると言われています。いつでもだれでもがん化は起こっているのです。しかし、遺伝性の特別な幼児がんを除いて、やはり、体質からがんが発生するともいわれています。

成人以降のがんは、生活習慣からの起因でがんが発生したものと思われます。加齢によりがんを誘発する原因が累積するのです。前にも書きましたように、主な原因としてたばこ、加齢、食生活、農薬・化学物質（亜硝酸塩、ニトロソ化合物、ひ素）などの発がん物質、紫外線、放射線、活性酸素、過酸化脂質、過度の飲酒、感染菌などから誘発されます。

ここで食と最も関係深い原因物質は、活性酸素、過酸化脂質と加工食品中に含まれる発がん物質です。それらを除去する方法を実行しなければ、だれでも早死にするかもしれません。がんという病気になってからでは遅いのです。長寿を目指すならば、日本人が最も多く死亡する病気、がんの予防や早期治療を試みなければなりません。

がんの成長を抑制する抗がん作用をする物質は多くあります。抗酸化ビタミンや抗酸化酵素や、野菜、果実、海藻、きのこに含まれる抗酸化物質です。これらを毎日上手に適当量組み合わせて摂ることです。詳しい内容については、色々な項目で紹介します。

抗酸化（抗がん）ビタミンとはなにか

ビタミンは3大栄養素（糖類、たんぱく質、脂質）とは異なり、エネルギーや体組織を作る成分ではありません。ビタミン類は3大栄養素の代謝にかかわり、エネルギーの生産に関与し、または体の生理機能にかかわっています。その生理機能の一つの大きな作用として、体内の抗酸化作用があり、その作用にかかわっているビタミンとして、ビタミンA、ビタミンC、ビタミンEの3つのビタミンがあります。俗に言うビタミンACE（エース）です。抗酸化作用ですから、活性酸素類と反応し、無害の酸素類へ、または無害の化合物へ反応してしまいます。毒性の酸素（活性酸素や過酸化脂質）を無害化に消去（中和）してしまう作用です。よってシニアには、大変役に立つこの3つのビタミンで、体がさび付く前に浄化することができるのです。この3つの抗酸化ビタミンはいろいろな食材に含まれていて、3食いつでも摂るのに困ることはありません。

例えばビタミンA（レチノール）はレバー類、ウナギ、卵類などに多く含まれ、野菜・果物にはビタミンAの前駆体（プロビタミンA）としてモロヘイヤ、ホウレンソウ、カボチャ、ニンジン、トマトに含まれております。プロビタミンAは体内に入ると分解（2量体から単体に）され、レチノールとなってビタミンAの働きをします。ただし、植物由来のビタミンAは、動物性のビタミンAと比べて効力が10分の1程小さくなります。プロビタミンAは、植物中では黄色や柿色のベータカロテンとして色を呈しているのでわかりやすい栄養分です。また、ベータカロテンは抗酸化作用のほかに脳血管疾患、心筋梗塞、がんなどの生活習慣病の予防に大変良い食材です。

ビタミンAは抗酸化作用や抗がん作用のほかに暗いところで視力を守る作用、皮膚・粘膜を健康に保ち、感染を防ぐ作用（免疫力強化作用）があります。また、軟骨であるコラーゲンの生成を助ける作用もあります。よって、ビタミンAは体の維持にとって大変重要な栄養素です。

ビタミンCについてお話しします。ビタミンCは、ビタミン中で最大の体内での役割を持っている重要なビタミンです。水溶性ビタミンで、体内のすべての水溶液中で抗酸化作用、抗がん作用、コラーゲンの合成反応、白血球などの免疫力を強化し、ドーパミンの強化などの抗ストレス作用など広範囲に関与しています。シニアにとって最も必要なビタミンで、男性に多く不足しているビタミンです。また女性にとっても、美容ビタミンとしてできるだけ多くとるように薦められているビタミンです。食材として、野菜類や果物類にはほとんど含まれているビタミンです。ビタミンＣはフイットケミカルと共存していますので、野菜類や果物類を摂ることは、ビタミンＣとフイットケミカル類を一挙両得することになります。

ビタミンＥは、油性の物質や油性の溶液中で抗酸化作用をする代表的な抗酸化物質です。よって生体膜の酸化を守る作用をします。生体は油脂類が多く存在し、膜（細胞膜）を形成しています。リン脂質や脂肪酸やその合成物が膜に含まれていろいろな作用をしていますが、その脂質類が活性酸素や過酸化脂質類で酸化されると膜機能を失ってしまいます。そこでビタミンＥがその酸化を防ぎます。その他ビタミンＥの働きは、動脈硬化の予防や抗がん作用、白内障やアルツハイマーの予防、男性の生殖機能を強化維持する作用、血管拡張作用として重要な働きを担っています。またホルモン分泌を調整する作用もあります。よってビタミンＥは老化防止・若返りビタミンともいわれています。

食材として、ウナギ、ツナ缶、モロヘイヤ、落花生、アーモンド、大豆、ホウレンソウ、ピーマン、カボチャ、アボカド、ナッツ類に多く含まれています。
このビタミンA、ビタミンC、およびビタミンEの3つを、特にビタミンACE（エースとしてまとめて抗酸化（抗がん）ビタミンと呼び、重要視しています。

フィットケミカルは万能薬ではなく万能栄養剤だ

人によってはフィットケミカルという言葉は耳慣れないと思われますが、多くの食品・栄養関係者の中では一般用語として使われています。つい最近の健康ブームに乗って使われるようになりました。フィットケミカルは、植物に存在する抗酸化物質すべての総称名であります。

植物は一般的に、水と二酸化炭素と日光で光合成をして糖や栄養物を作りながら成長してゆきます。しかし、日光の中の紫外線は植物の体を蝕んでゆくのです。ですが植物は、紫外線を受けて活性酸素が体内にできるのを防ぐために、自ら抗酸化物を生産して、紫外線からの毒性を防御しています。これは植物の進化で獲得したメカニズムです。すなわちすべての植物には抗酸化物質があり、これらすべてを「フイットケミカル」と呼んでいます。

フイットケミカルの代表的なものとして、カテキンやアントシアニン、サポニンなどのポリフェノールがあり、カロテノイドも抗酸化物質です。第６の栄養素として食物繊維が話題になってきたときに、同時に食物繊維に含まれる栄養素として、フイットケミカルが見出されてきました。３０〜４０年前の事です。これは世界的な傾向であり、フランスでフレンチパラドックスが発表された後の事でした。フレンチパラドックスとは、フランス人がワインを飲んでいるからこそ心筋症での死亡率が低いことを学会で発表した内容です。日本でもその後、私たちを含む数十人が、日本農芸化学会で研究成果（アントシアニンシンポジウム）を発表しました。それを契機に健康ブームが沸き起こりました。

次々と植物に含まれるフイットケミカルの構造や効力・機能性が見出されてきました。一部の植物に含まれているフイットケミカルの中には、東洋医学で使われる漢方の化学成分も次々と詳細に見出され確認されました。私たちがフイットケミカルの分野で一定の先駆的科学的データを積み上げたのも事実でした。いまは数千、数万という化合物が見出され、安心してフイットケミカルを野菜や果物に見出して食に供しております。

フイットケミカルは万能薬ではありません。しかし、生体機能性においては多くの面（特にビタミンやミネラル）において、万能的な生体機能性＝栄養剤として効力を発揮するものです。食卓には野菜の種類を多く、また量も多く摂りましょうと、健康維持に必要十分条件として声を大にして叫ぶ理由は、体の中のサビを落とす、抗酸化物フイットケミカルが含有されているからです。

フイットケミカルの種類は数万の化合物がありますが、未定の物も数多くあります。一番多くの抗酸化物を含むのはポリフェノール類で、一万弱の種類があります。緑茶のカテキン、赤ワインのアントシアニン、カレーウコン、コーヒーに含まれるクルクミンやクロロゲン酸、ほうれん草やブロッコリーに含まれるケルセチン、そばにはルチン、ゴマにはセサミン、大豆にはサポニンなど切りがありません。更に橙色素の総称カロテノイドにはカロテン、カプサイシン、リコペン、ルテインがあります。これらすべてがフイットケミカルで、植物由来の抗酸化物質で機能性栄養素です。更に詳しいことは後の項に徐々に記します。

コレステロールは悪玉ではない

コレステロールは油の一種です。ある人は偏見でもって、コレステロールの含有量の多い食材を食べないように指導しています。なぜならば、コレステロールは油の中で体を害する物質として、特に高血圧や血栓を生じさせる元凶としているからだそうです。コレステロールは全く高血圧や血栓と関係ないかというと、やはり関係があります。しかし、コレステロールの本来の重要性を理解すると、一定程度は積極的に取らなければいけない栄養物です。ではその重要性を述べたいと思います。

コレステロールは、私たちの体を構成しているすべての細胞の膜に使われています。細胞膜（生体膜）は主にリン脂質の2重膜でできていますが、その膜を強くするためにコレステロールが埋め込まれて膜を補強しています。この膜がコレステロールでしっかりしているからこそ、骨と共に生体は強固に保たれているのです。

次に、胆汁酸の製造材料がコレステロールなのです。肝臓で最も重要な胆汁酸を製造し、胆汁酸は脂質を取り囲み、消化液（リパーゼ）と共に腸に運ぶ役割を持っています。よってコレステロールは、脂質の代謝にとってはなくてはならない重要な脂質の一つです。

さらに見逃してはならないコレステロールの働きは、ホルモンの材料になることです。女性ホルモンであるエストロゲンはコレステロールから造られます。女性にとってはなくてはならない必須ホルモン材料です。また男性の精巣で造られるホルモン、テストステロンもコレステロールから造られます。このように男女の主要なホルモンがコレステロールから造られていることに注目したいところです。

もう1つ重要なコレステロールの働きは、油溶性ビタミンであるビタミンDの原料でもあるのです。ビタミンについては詳しく別項で述べたいと思っています。

体内には約100～120gのコレステロールがあり、1日、1～1・5gのコレステロールが必要とされます。その内、約30%を食物から摂ります（残り約7割は肝臓で合成されています）。

コレステロールは、体内では脳、筋肉、肝臓にそれぞれ3割ずつ存在しています。特に脳内で、コレステロールは脳内伝達物や脳内神経細胞（シナプス）と密接に関係することが多くの論文によって見出されています。うつ病やアルツハイマー病との関係も指摘されています。一定量のコレステロールは脳内でも欠かせない重要な栄養素であります。コレステロールを摂るのを嫌い、欠食することは、脳にとって、筋肉にとって、肝臓にとって、機能を減少させる原因にもなりかねません。コレステロールを摂らない様に薦める人は、最近の体内代謝化学に疎い人か旧態依然の知見の持ち主です。

悪玉コレステロールという言葉を皆さんはよく知っていることでしょう。これは本来何なのでしょう。俗に指しているのは、ＬＤＬ（低密度コレステロール）の事です。なぜ悪玉なのでしょう。この悪玉を多く含む食材は卵、レバー類、いか、うなぎや牛肉です。これらを好んで食べる人と毛嫌う人がいるのです。毛嫌う人は、コレステロールが体に悪いという初期の研究からきています。その研究者は、多量のコレステロールは体に悪いということを突き止めたのですが、その後、多くの研究者が、本質的にはコレステロールは体にとってなくてはならない栄養素ということを発表しました。

前にも記述しましたが、コレステロールは生体で多くの役割と機能性を持っている物質です。しかし、ＬＤＬが多量に生体内で溜まると、しかも油脂ですから活性酸素などで酸化されると、酸化コレステロールになり、血管内で動脈硬化などを引き起こさざるを得ません。これらについては項を改めて詳しく記述したいと思います。

またコレステロールにはＬＤＬとＨＤＬ（高密度コレステロール）の２種があり、生体内ではそれぞれ役割を完全に分担していますが、この内容についても後述したいと思っています。

便秘・下痢に要注意

便秘、下痢は体の不調の証拠です。かなりの人が若い時から放置していますが、本来はその時の体の調子に応じて便秘や下痢を繰り返す人がいます。前にも書きましたが、腸は体のバロメータなのです。

腸は消化器官の中で中枢であり、免疫機関の中枢でもあります。毒物や病原菌・食中毒菌が腸内に入り、一定の増殖があれば、腸はその毒物を認識して下痢し排出します。免疫作用の一種です。腸は消化された食物を分類しながら、テニスコートの面積もある腸壁で吸収します。腸は食材を消化・吸収するばかりか、血液の浄化、ビタミンやホルモンの合成、解毒など、実に様々な働きを担っています。健全な腸内環境が私たちの健康を支えてくれるのです。

その中で、最も頼もしい活動を引き受けているのが、腸内細菌です。腸内細菌と便秘・下痢も密接につながっております。腸内細菌がうまく働いていないと、栄養吸収が止まり、腹痛や下痢を起こし、また、皮膚状態が美肌を保たなくなります。大腸に住む善玉菌として、ビフィズス菌、乳酸菌、納豆菌、アシドフィルス菌があり、悪玉菌としてウエルシュ菌、黄色ブドウ球菌、病原性大腸菌、クロストリジウム、バクテロイデス、化膿連鎖球菌などがいます。これらの菌は、１００兆個以上の群（叢）をなして、腸内フローラ（菌の群れのこと）を形成し、菌だけの重さとして約１ｋｇにも達します。善玉菌と悪玉菌のほかに日和見菌もいます、その数の比は約2対1対7と言われています。その比が崩れて悪玉菌が多くなり善玉菌が少なくなると、時に日和見菌が悪玉菌に傾き、悪玉菌と同じ悪さをすると言われています。

若い時の便秘や下痢は食物からくる一時的なものですが、シニアになってからの慢性の便秘や下痢は要注意です。大したことがないと放置してしまうからです。整腸作用が緩慢な時は排便が滞りがちになります。逆に悪玉菌が多くなると下痢しがちになります。４、5日も排便がない慢性便秘の主な原因は、水分が不足、大腸の蠕動運動が緩慢、大腸の形状（細く、くねり過ぎ）、小食、運動不足などがあります。最近はストレスからも腸内運動が弱くなり便秘になりがちです。

色々な原因がありますが、ほとんど全て、食からくる便秘が多いのです。水分不足は夏に多く起こり、汗から放出されますので、特に水分の摂る量は、夏に2リットル、冬は1リットルと、少量の塩分（2～3g）をこまめに摂ることです。小食や肉食優先の偏った食事には、野菜や海藻・きのこなど数種の食物繊維を十分に摂ることです。

リズミカルなウオーキングや、腹部を中心とする体操を10分～30分、毎日数回行うようにしましょう。便秘は食と運動より改善され、快調になること間違いなしです。しっかりと朝定刻に一定量の食事をする事により、朝食後に便がもよおされます。この現象は習慣化し、じっくりと構えて行うと不思議なくらい上手くゆくもので感謝感激です。

更に付け加えれば、便秘には発酵食品が最適です。発酵食品にはプロバイオテックス（善玉菌）とプレバイオテックス（菌の餌、オリゴ糖や食物繊維）が共存していて最良の食材です。

肥満とメタボにならないために

メタボはメタボリックシンドロームの略語です。肥満を代表とする生活習慣病の代表的な体型または病名を指します。メタボは年々増加しています。男性の増加率が高く、3人に1人の割合でメタボです。女性は横ばいですが5人に1人の割合でメタボです。女性はシニアになればメタボになる確率は大きく増加してきます。それは生活習慣から来ています。もちろん閉経後の女性は、ホルモンの関係で体調に変化を受けやすくなります。

メタボの中でまず基幹的な体型の変化の第一現象は肥満です。肥満は脂肪の蓄積が大きくなり、食事内容に非常に関係しています。食事内容が欧米化すると共にあらゆる食材が手に入るようになり、好き勝手な食材のみを食しているからです。糖分も食べ過ぎると脂質になり、貯蔵脂質になり、皮下脂肪や内臓脂肪になっていきます。この過剰な蓄積脂質が肥満の第一の原因です。

肥満の基準は、ご存知のように2つの指標から判断します。へそ回り（腹回り）男性85cm、女性90cm以上を肥満の第一条件と呼びます。また別の医師団体はBMIを採用しています。ＢＭＩ（ボディマス指数）は体重を身長の2乗で割る値です。例えば６５Ｋｇで１・７０ｍの人のＢＭＩは２２・５です。このＢＭＩの値が２２の場合理想的値で、統計的に最も病気にならないとされる値です。男女同じ値です。ＢＭＩの標準値は１８・５～２５未満です。１８・５以下はやせと定義されています。一方、２５以上を肥満と呼び、３０～３５を肥満度2と呼びます。特に、ＢＭＩの値が２５以上になると生活習慣病になり易く、死亡率も肥満度に応じて高くなります。

肥満の人が罹る病気として、膝や腰の関節の病で整形外科的な病気です。ふくらはぎや足が痛みます。次いで、血管や神経の障害が起こります。次に動脈硬化や心臓病、脳卒中になり、免疫系が低下して感染症になり易くなります。また、合併症として糖尿病や脂質異常症にもなり易くなります。

そこで、メタボとはどのような病気かというと、肥満と合併症の事です。肥満＋高血圧＋糖尿病、または肥満＋高血圧＋脂質異常症、または肥満＋糖尿病＋脂質異常症のような合併症のことをメタボと言います。

メタボがなぜ恐れられているかは、死に直結し、生存期間が縮まるからです。また、日本人に罹りやすく、死の原因になる病気だからです。肥満その他の病気は初め自覚症状がないのです。よって、高血圧や糖尿病や脂質異常症は初期自覚症状がないために、サイレントキラーすなわち無言の殺し屋・死神と言われています。

ではこのような病気にならないためにどうすればよいかを考えましょう。

第1に、前にも書きましたように、肥満は主に食べ過ぎです。人の体は新陳代謝で物質は循環し、体型は保たれています。供給と需要の原則があるように体に合った量や栄養素が必要です。必要以上の栄養素やエネルギーが入れば蓄積が起こります。特に脂肪分、そして糖分が過剰に入ると体内に蓄積が起こり、ひいては肥満として現れてきます。肥満気味や肥満の人は絶対に体重を落とすことです。体重を下げると血圧、中性脂肪、ＬＤＬコレステロール、血糖値が軒並み下がってきます。

ではどのように下げるか、薬を使わず、減食をします。週に1、２度体重を量り、記録し、３か月当たり１ｋｇ前後の減少割合でバランス良く節食しましょう。できれば、1年単位のスパンで食事量を考慮し、２～４ｋｇの減少量で緩慢体重減を成し遂げましょう。急激な体重減少法はリバウンドが生じ、肥満を繰り返すことになります。期間をかけて丹念に記録の数値を分析して、体重の減少割合を、摂取する食事量でコントロールしましょう。急速に減量するようなダイエット法は絶対にやめて、緩慢な体重減少法を根気強く実現させましょう。

特に大切なことは、急速に体重を減らすと、体の通常のバランス（代謝平衡）が崩れて、どこかの臓器の機能性が減少し、または停止し、生命の維持さえ困難になる場合があるからです。痩せ型の人の体調管理については別項で述べたいと思います。

疲労とストレスを跳ね返そう

現代人ほど疲労が溜まりやすくなっています。疲労は過度の肉体的、精神的に体内に起こる不快感と活動能力の減退状態です。やる気がしない、思考能力や注意力や行動力の低下です。頭痛、肩こり、腰痛、うつなど様々な現象となって表れます。特に自律神経を支配している脳のダメージが大きいようです。この疲労現象を総合してストレスとも呼ばれています。

この疲労やストレスを起こす原因は色々ありますが、最大の原因は活性酸素による「酸化ストレス」と、私たちは実験・実証から考えています。肉体や頭脳を使えば使うほど酸素が多く必要となり、それに応じて活性酸素が頭脳や身体の各所で発生します。発生した活性酸素は細胞、器官や組織を酸化して、それぞれの機能の低下を及ぼし、筋肉痛、関節痛、頭痛、精神障害を引き起こし、疲労やストレスとして感じます。特に自律神経系の機能低下は現代病と言われます。

そしてストレス・疲労の正体は、自律神経の中枢である視床下部が強く疲労しているのです。細胞内や組織内で、活性酸素が少量発生したときは、体内の抗酸化酵素や食品中の抗酸化物質で活性酸素は消去（中和）できますので、ストレスや疲労として自覚されません。しかし運動や精神的作用のため活性酸素が大量に発生したときは、消去・修復できずに疲労・ストレスとなってしまいます。疲労・ストレスは免疫機構を弱らせ、神経やホルモンのバランスを崩してしまいます。

解決策は休養・睡眠と食事です。弱い疲労・ストレス障害ならば、軽い栄養素の摂取や老廃物の排出をスムーズに行えば、細胞の再生ができ疲れを取り除けます。重症化した疲労・ストレスの場合は、毎日の食事に気を付けて、栄養物と抗酸化物（フィットケミカル）を数週間または数か月多めに摂り続けることが大切でお薦めします。

特に抗酸化ビタミンＣが最大の効果を示します。他の抗酸化ビタミンはカロテン類とビタミンEです。さらに疲労・ストレスを跳ね返す栄養物として、短期的疲労回復には糖類も必要です。その場合は糖類をエネルギー化する酵素アミラーゼ類と、糖類の代謝に必要なビタミンB_1をとればすぐに回復が望めます。

最近では疲労回復の栄養素として、カルニチン、トリプトファンやメラトニンが提唱されています。カルニチンを含む食材は肉類で、マトンやラム・牛肉・マグロがあります。トリプトファンやメラトニンを含む食材として豆類・納豆・味噌・チーズ・牛乳・ヨーグルトなどの発酵食品があります。他の栄養物として酸類（パントテン酸やクエン酸）があり、疲労を解消する食品として昔から愛用されています。パントテン酸は畜類・魚類のレバー・ウナギやシイタケにも含まれています。酸類はレモン、ミカン、梅干しなどに含まれています。

これらの栄養物を毎日毎回の食事にとり入れることにより、現代病と言われるシニアの疲労やストレスを緩和できると確信しています。夏バテや過度のエアコン使用は、自律神経の失調によって胃腸の不調や食欲不振に陥ります。しっかりと栄養物を取りましょう。肉体的疲労は軽い運動や休憩・睡眠などによって解消される場合が多いと思われます。うつ的疲労の場合の原因は精神的要素から来ている場合が多々ありますので、社会的要素や人との係わり方を考慮に入れて改善が必要と思われます。

特に重要なのは、体内で起こる酸化的ストレスに注目して、食品からの抗酸化物の摂取が日々必要です。いつまでも生き生きした活動的な身体は、まず疲労やストレスをなくしてから達成されると思われます。

食塩とカリウムの摂り方

食塩の摂りすぎをとやかく言う人は多いのですが、まず食塩（略して塩）の重要性を、体細胞や生命にとって科学的に知って認識してほしいと思います。食塩は全ての陸上動物にとって必要な栄養物であることに間違いありません。なぜならば陸上動物の先祖は、全て海の中から発生した生き物であるからです。しかも陸上の動物は海中の動物と同じく、食塩水を体液として生きています。

塩は血液、消化液、リンパ液にイオンの状態で溶けています。塩は細胞の膜を境にして、内と外の体液の圧力を調整して、栄養素の出入りするのを調整する役目を持っています。

塩を正しく摂らないと循環不全、血圧低下、脱水症状、ひいては新陳代謝が衰えてあらゆる組織、器官を止めてしまうような症状が出てきます。夏に起こりやすい熱射病や熱中症の症状も呈します。

この症状も塩分と関係しています。また塩の主成分であるナトリウム陽イオンは、電解質として電気信号を伝える働きをします。よってこの良質電解質の濃度が上下すると電気伝達がうまくいかなくなり、体調不良となります。例えば日照りの中で激しい運動をすると、めまいに襲われたり足がつったりします。

また、ナトリウムイオンは味覚に関係しており、味覚成分の食塩はナトリウムイオンと塩素イオンでできていますが、そのイオン濃度が濃くても薄くても、塩味と食欲に関係し、鈍くなると体力が衰えてきます。

食塩の摂りすぎは高血圧のもとと悪く言われますが、人によって摂取する食塩濃度は異なることがわかってきました。体内に取り入れる食塩の濃度に感受性のある人とそうでない人がいるのです。そこで食塩を摂りすぎると高血圧になる人とならない人がいることもわかってきました。減塩で血圧が降下する感受性のある人は、最近の調査では3～4割だそうです。厚生労働省は、食塩摂取量を1日8ｇが望ましいと言っていますが、食塩感受性（高血圧）の人は守ったほうが良いと思われます。高血圧でない人は、今まで通り（10g以上）でよいのではないかと思われます。食塩12gでも、一般の人は生活に大きな不都合な現象は起きておりません。よって食塩摂取に関しては目くじらを立てるのではなく、食塩の有用性も考えて摂取することを望みます。発酵食品（味噌、醤油など）も大いに食べてほしいと思われます。

更に大事なことは、食塩を多くとる場合は、カリウムを多く含む食品とペアで食事をすれば、カリウムが少ない時よりもずっと血の流れがスムーズになり、血圧を抑える作用があるのです。なぜならば、カリウムとナトリウムはペアで細胞膜の内外の圧力を調整しているからです。塩分を多く摂ったときは、カリウムの多い食材を加えれば良いのです。カリウムの多い食品群については、後述の「からだの欲しがる栄養素」のところで詳細に書かせていただきます。

最後に一つ、食塩の排出について書きたいと思います。塩は汗となって体外へ排出され、また腎臓で塩をこしとって、尿中に余分なナトリウムを排出させ、体内の塩分を一定に保っています。ただし重要なことは、塩分が足らなければ体液がうまく循環しなくなり、脱水症状や新陳代謝がスムーズに行われなく、生きていくことが困難となります。ある動物は、塩を求めて数十キロ数百キロも群れを成して移動する場合もあります。

他に一つ重要な塩の働きは、胃の中で胃酸を形成することです。胃酸の主な成分は塩酸です。胃酸の酸は食塩の酸から作られます。この酸で私たちは病原菌や食中毒菌の殺菌をしていますから、食塩は胃酸を十分出してもらうための材料で重要です。食塩を多く摂りすぎても、血圧の高い人は胃酸も重要であることを認識し、カリウムイオンの多い野菜や海藻類を多く摂るように気を付けましょう。カリウムが多い食材は、サトイモやホウレンソウ、バナナ、アボカド、トマト、大豆、納豆など野菜が占めています。

砂糖は摂らないほうが良いか

砂糖は摂らないほうが良いか、摂るほうが良いかとの問題があります。このどちらかの主張を言い張る人にはそれぞれ言い分があるようです。

まず、砂糖の効用と弊害を羅列したいと思います。砂糖といえども大量に摂れば毒にもなることは当然で、食品みな然りです。そのことは除いて、砂糖の一番の栄養素の内容は、糖分としてエネルギー源となることです。現に頭を使った時、運動をした後、疲れた時に自然に甘い物を欲しがるものです。これは体の中に糖分を取り入れ、エネルギー減となった体に糖として補充したいがためです。

頭が疲れた時は特に甘い糖分を欲しがるものです。というのは、頭のエネルギー源はグルコース（ブドウ糖）だからです。このことは大変重要なことで、頭へ通じる血管は、グルコースしか選択的にエネルギー源としては通さないからです。よって、頭のエネルギー源は唯一グルコースのみなのです。これは他の動物にない、頭が発達した人の特徴です。もし脳に糖が輸送されない場合、脳細胞は5分として持たないだろうと言われています。脳は体の中で糖を一番多く使う器官です。体全体の糖消費量の四分の一は脳で使われています。脳でグルコースが不足した場合は、脂肪酸がケトン体となってエネルギー源となります。たんぱく質もアミノ酸からグルコースへと作り替えられて、脳への糖の補給に回されする時があります。とにかく、頭の唯一のエネルギー源はグルコースなのです。

精神的に疲れると、甘い物（砂糖や飴玉など）を欲しがるのは、甘い糖を摂ると、脳より幸福ホルモンのドーパミンやセロトニンが分泌されます。逆に低血糖を繰り返すと脳が糖不足となり、認知症の発症の原因にもなるデータがあります。人は時として、ご褒美として糖を摂り、脳を活性化させるのはリーズナブルなことであります。糖を摂ることにより脳が喜び活性化し、多くの人が和やかになる糧ともなります。

一方、甘い食べ物、糖を摂ることが常套となり、いらいらする根気に負けて、砂糖依存症になる人もいます。糖分を過剰に摂ることにより、糖尿病などの生活習慣病を起こしやすくなり、またうつ病、免疫力の低下、老化を促進させる場合があります。糖分の過剰摂取量は、1日の摂取カロリー量の7割を超える量で、およそご飯7杯以上にあたります。一日ご飯3杯は理想的です。4杯分のお菓子や糖分の多い果物類を摂ると過剰摂取になります。

糖分の中でも砂糖は代表格です。砂糖は体内に入ると消化分解されて、グルコースとフルクトース（果糖）になります。フルクトースも最終的にはグルコースに変換されます。砂糖の消費量は60年前と比べると40kgから20kgと大幅に半減しています。それにつれて虫歯患者（本数）も半減しています。しかし、糖尿病や肥満は増加しています。結局、砂糖が糖尿病や肥満の直接原因ではないと言えます。

砂糖の発祥地はインドで、サトウキビから作られる大変貴重品（紀元前4世紀）でした。日本に伝来したのは8世紀であり、高価な医薬品でした。食に使われ出したのは江戸時代でした。その頃は栄養不足で、砂糖により栄養を補給すると病気もよくなった例が多くありました。中世のイタリアの医学書には、熱病、せき、胸の病気、皮膚の荒れ、胃腸の病気に効果ありと記されています。現に最近の病気患者の中には、高血糖では死ぬことは少なくなりましたが、低血糖では死ぬことがあります。特に低血糖で運動をした後に注意が必要であります。

アルツハイマー病の人にグルコースを投与すると記憶力が良くなり、朝食抜きの人に砂糖やグルコースを与えると記憶が向上するというデータもあります。食後に、または数時間後にケーキや砂糖を入れたコーヒーで脳にグルコース（糖分）を与えるのは、脳の健康の為に効果的です。イギリスで私が研究生活をしていた時のことを思い出します。午後３時になると、数か所の研究室から紅茶（砂糖を入れる）とクッキーを求め、一室に集まり、だべりと休憩をとっていたことは一理（脳の疲れを摂り、エネルギー補給）があったということです。

朝食を摂らない悪習慣

朝食をまともな時間に摂っていない人は多いようです。特に若い人に多く、ダイエットをしている人に多いです。なぜ、朝食を摂らないかの理由は色々ありますが、とにかくその中の半数は、美徳のような感覚で習慣化しているようです。それに対して本人は何とも感じていないのです。朝食を摂らない理由が習慣化して、本人もほとんど無感覚でいられるのが、食の研究者から言わせてもらうととんでもないことで、将来、いや現在も体調が最も悪い状態に近づいていると言っても言い過ぎではありません。

その理由は、原始時代か食に困っている時代ならばそれで（1日1食か2食）よいかもしれませんが、現代は食料食材に困っている時代ではなく飽食の時代で、工夫次第で食によって老化を食い止め、体調が好調になる時代です。特に朝食を抜く理由は、私の調査で大学生の場合、起床時間が遅かった、朝食を食べる時間がなかった、急いで授業に間に合ったとか、友と夜遊びし、だべっていて夜更かしした、などの理由で、ほとんど習慣的に朝食を食べていない人が多いのです。では朝食の材料は買っているのかと聞くと、それもしていない。そういう学生に限って、机につくと頭がボーっとして、時には寝てしまい、私の話も夢の中だと思われます。国立系の学生であれ、私立系の学生であれ、１、２割います。中には二日酔いの人もいます。

若い女性の場合は、身なりや化粧をしっかりしても朝食を抜かす人はさらに増え続けています。ダイエットが主な理由でありますが、だんだんと頭脳の冴えがなくなってきます。外見中心の身のこなしになり、体の内面から美を追求しなくなります。年取れば取る程、外見は整えるが、自分好みの食事にこだわり、習慣化して、これから先の自分に必要な栄養素や長生きする食事や元気の出る食事などについて、学習し学ぼうとする姿勢がいつの間にか絶えてしまっています。

しかし、シニアはほとんど特殊な理由がない限り、朝食を少なくとも頂いているようです。ですがシニアにとっても若い人にとっても、重要なことは朝食が3食の中で一番重要で、一人一人が最も考えなければいけない献立をしなければいけません。なぜならば、朝が一日の中で労働に熱が入る時です。朝からぐずぐずし、段取りが悪ければ一日が始まりません。特に朝は、頭が明朗で冴えています。朝食べたエネルギーがそのまま頭へ流れ伝わってきます。特に前項で書きましたように、糖分（でんぷん→グルコース）が頭の唯一のエネルギー源です。朝はご飯を一杯食べましょう。またはパン食ならば、コーヒーに一匙の砂糖（蜂蜜）を入れましょう。この朝の糖分によって朝のエネルギーは補給され頭の回転がスムーズに働くのです。朝食なしの学生のように、朝の授業中にうつろな目をして机の上で寝ることはありません。

頭はグルコースをエネルギー源としますが、頭にはグルコースはほとんど貯蔵されていません。よって、頭には常にグルコースを補給しなければなりません。朝起きた時には肝臓に蓄えられたエネルギー源（グリコーゲン）は夜中に費やされ、脳のエネルギーは不足しています。よってそのまま朝食を摂らずに仕事や勉強や運動をしても「気力・体力・集中力」が不足しています。

まとめると、朝食をすることで脳へのエネルギーを第一に補給することです。朝食抜きですと過剰の昼食・夕食量となり、肥満や生活習慣病を予防できません。朝起床後は体温が下がっていますが、朝食後には体温が上昇し、体内の新陳代謝がスムーズになり、体内のすべての器官が活性化してきます。ひいては味覚や臭覚などの五感が目覚めて体全体がスイッチＯＮになります。

さらに大切なことは、腸が活性化されて排便が定刻（朝食1時間前後が理想的）に出やすくなります。さらに朝食の条件で重視してほしいのは、バランスの富んだ内容となれば最高と思われます。バランスのとれた食事については、別項で何回も詳細に述べたいと思います。

シニアと睡眠

シニアになると寝つきが悪くなります。夜中はちょくちょく起きることが増えてきます。深い眠りが少なくなります。トイレに立ち、水を飲み一息つく時も増えてきます。目が覚める前によく夢を見ます。起きた時は頭がボーっとして冴えない時もあります。起き上がった時に足が絡むときもあります。昼間眠たい場合が増えてきます。不眠症とは①寝つきが悪い。②途中で目が覚める。③朝早く目が覚める。④ぐっすり眠れない。など挙げられていますが、すべて、老化現象や更年期障害として不眠症が発生します。シニアにとって不眠症は大なり小なりつきものです。

では、正常で平均的な睡眠時間はどのくらいでしょう。５０歳代は６～７時間、６０歳代は6時間、70歳代以降は5・5時間という数字が出ています。このくらいが健康的な睡眠時間です。科学的根拠はないそうです。この時間その物に懐疑的になり、また神経的になればなるほど不眠症になり易いと思われます。途中夜中に起き、またはトイレに行く回数が3度以上となると、頻尿と言われます。2回までは神経質にならずに、3回以上の場合は医者に相談したほうが良いと思われます。単なる頻尿でなく、体に他の病気が隠れている場合がないとは言えないからです。

睡眠も質が大切で、良い睡眠は深い眠りをもたらします。深い眠りを「ノンレム睡眠」といい、浅い眠りを「レム睡眠」と呼んでいます。眠り始めるとノンレム睡眠とレム睡眠が交互に現れますが、ノンレム睡眠の回数が少ないほど、また時間が長いほうが良い睡眠となり大脳が休息している時間です。すなわちノンレム睡眠の時間が長いほど熟睡したことになり、目覚めが良くなり、その後の体の動きがスムーズになります。うとうとして夢を見る時間はレム睡眠の時で、浅い眠りの短時間です。

良い眠りを誘うためには、食事の時間は床に入る前2時間までに済ませましょう。夕食は御馳走を腹一杯食べるのではなく、消化の良い、脂肪のやや少ない量で、全量を腹八分目に抑えておくのが理想的です。ビールやスイカなど体の冷えるものは避け、トウガラシのあるキムチやネギ類やアブラナ科のような体の温まる食事が良い食事となります。夕食後の夜食はできるだけ避けるようにしましょう。摂るにしてもほんの少量に抑えましょう。

体を温める風呂は効果があり、ベッドや床に入る１～２時間前に済ますようにしましょう。体をリラックスした後は交感神経も緩み、自然と睡眠へ誘われます。寝る部屋の明かりはできるだけ暗く（暖色系）すると、脳が休まる時間となります。人によっては寝る前に軽い運動をしたり、テレビを見たり、読書をしたり、音楽を聴いたり、ハーブやろうそくの香りをかいだりして、睡眠を誘う努力をするリラックス法があります。特にアロマは、５感の中で脳に一番影響を与えると言われています。アロマの主成分は揮発成分の精油です。花や樹木のアロマは気持ちを静め、気持ちのバランスを整える作用があり、深い眠りへと導いてくれます。ヨガや瞑想（マインドフルネス）によっても呼吸を整えて、よい睡眠へ誘ってくれる場合があります。

特にアミノ酸の一種、トリプトファンを含む食材が安眠を誘うと言われています。トリプトファンを多く含む食材は、豆腐、納豆、ミソ、マグロ、カツオ、牛肉、卵、バナナ、ゴマです。これらの食材は脳内から精神を安定させるホルモン、セロトニンが生まれ出て、睡眠を促す実験結果が数多く出ています。飲み物としては白湯、ホットミルク、生姜湯など、リラックスさせるものが良いでしょう。油っぽい食べ物、天ぷら、トンカツやタコ、イカなどの消化しにくい物や、カフェインの多いコーヒーや紅茶、玉露は避けたほうが良いでしょう。

酒の効用と悲劇

酒は毒物と捉えたほうが正解だと思います。メチルアルコールは確かに毒物で、致死量は30〜100mlであります。飲料用のエチルアルコール（100%）の致死量は300〜500mlと言われています。では具体的に、急性アルコール中毒量は缶ビール（350ml）で7缶以上、日本酒で5合以上と言われています。この値は個人差が大きいのです。

エチルアルコール（一般にアルコール）の大量は脳の神経細胞を麻痺させ、特に前頭葉細胞を萎縮させます。アルコール依存症の人は、一種の「アルコール性認知症」となります。認知症の30%はアルコールの大量飲酒が原因とも言われています。

アルコールの飲みすぎは、高血圧や脳梗塞、糖尿病なども引き起こすリスクが非常に高くなります。色々な調査や経験から、１日の飲酒量の目安（アルコール２０ｇ）は日本酒１合、ビール中瓶１本、ワインはグラス一杯、焼酎は半合、ウイスキーはダブル一杯までが適度量と言われています。

人によって多少は量が異なりますが、日本人はアルコールに弱いようです。日本人を含めて、アジア人は西欧の人より酒に弱いです。アルコールを代謝する酵素が少ないからです。特に中間代謝物のアルデヒドは、酒酔いの毒物となります。日本人の中でも２０～３０％の人は、アルデヒドをすばやく無害の水に変えてどんどん飲めますが、たいていの人はそうはいきません。ビール１・２杯、清酒コップ半杯で顔を赤らめ、ほろ酔いで良い気分になりますが、それ（適量）以上呑むと酔っ払い状態になり、千鳥足になる人が多い様です。１日の最適量は色々な数式があります、また人によって異なりますが、一般的にいって千鳥足は飲みすぎとなります。肝臓や頭脳、体に対してもよくはありません。

色々な理由でお酒を飲まれる方が多いのですが、とにかく多量飲酒は体に悪い影響をもたらします。お酒を愛用するからには休肝日を設け、飲んだら車を運転しないこと、しかも性格が悪い面に変貌するまで飲まないことは厳守してもらいたいです。

しかし、節度ある飲酒量内で飲むアルコール類は、体にとって逆に良い効果を生み出します。これから先は酒の効用について書きたいと思います。酒は「百薬の長」と言われるくらい経験則があります。実は最近、酒の科学的な成果が多く発表されました。その中でいくつかのエビデンスを書きます。

第一の効用は体全体を温める効果（清酒1合、ビール中瓶1本弱でご飯1杯に相当します）です。体を温めると免疫効果が大となり、風邪ひきの初期でも改善されることがしばしばです。もし熱があっても、間もなく下がって平熱に戻ることもしばしばです。体が温まると血行がよくなり、体が活性化します。よって、酒で活性化が起こり、うつ状態の気分も快活に変わる場合がしばしばです。食欲増進作用も起こります。酒を飲むと平常より多くの食べ物、副食が口に入る場合が多々あります。

さらなる効用として、精神的ストレスの発散または解消です。これは社会的効用としての人間関係の円滑化と思われます。お互いに気が緩み、腹にあるいろいろな怒りや悩みが口をついて出てきます。酒の席でリラックスになり、互いにさらに気が通じる関係になることもしばしばです。気分が良くなると感情が活発になり、精神が高揚し、元気も出てきます。よって、お酒には人間関係のコミュニケーションを円滑にするツールとしての一面があります。

次に副効果として、血圧が低下する現象です。ほぼ毎日適量飲酒する人は、全然飲まない人や時々飲む人に比べて、心筋梗塞や冠動脈疾患による死亡率が低い傾向にあります。また、適量のお酒はＨＤＬコレステロールを増加させ、逆に悪玉コレステロールの低下作用があります。

お酒にはいろいろな文化や歴史やイベントが付きまとっています。飲みすぎは体に毒ですが、百薬の長と言われるように上手に付き合っていきましょう。

体内の水の重要な働きを知ろう

体内で水はどのような働きをするのでしょう。まず、人間の先祖であった単細胞の生命は、３５億年前海水の中で泳いでいました。その海水を体内に取り入れながら、水に溶けている養分も取り入れていました。その生命の起源である単細胞のバクテリアは、いまだに自分の生命を維持するために細胞外から獲物を摂って生きています。それが人の体内でも応用され、水溶液が血管や細胞内に満ちています。私たちの体には純水でなく、海水のようなミネラルが溶けた軟水（イオン水）が体内すべてに流れています。海水から生命ができたので、人は海水が含むミネラルを多く利用しています。そのミネラルの多くは三大栄養素の体内での代謝を助ける役割を持っています。

ミネラル（硬水の成分）は、人の新陳代謝を行う酵素の手助け（助酵素）をしています。すなわち新陳代謝はミネラルが溶けた軟水中で行われます。そこで養分を新陳代謝し、生命を作り維持するためには、体の中の水分の量は体重の約６０％です。体重６０ｋｇの人は約３６リットル（１リットル＝１ｋｇ）もの水分です。体内の水分は多すぎても少なすぎてもうまく働くことができません。

ここで体の中の水分の働きを整理してみます。

・栄養素や酸素を血液やリンパ液を通して運ぶ役目。
・体の中で酸素や酵素が新陳代謝と化学反応を行う際の媒体となる。
・体温を調節する、体の表面から水が気化熱を発する。
・体内の細胞では栄養分とミネラルの出入りを浸透圧で調節する。
・基礎代謝量が上がり、肥満防止となる。

・肌の調子を整え、老化を遅らせる。
・その他、多くの物の運搬媒体として水は大活躍しております。
私達の体の中は、体重の約60％が水分であり、前述したような重要な役割があります。年を取ればその体内の水分が減ると言われています。老化によりみずみずしさもなくなるといわれています。水分を摂らない結果起こる現象です。

それで1日に摂る水の量は約2〜2・5リットルです。飲料水より約1・3リットル、食物より1リットル、代謝水（高分子が低分子に代謝される際に放出される水分）から約0・2リットルです。

次に体内から体外へ出る水の量は、尿として1・5リットル、皮膚と肺より0・9リットル、便より約0・1リットル、合計1日2・5リットルの水が排出されます。更に、運動すれば汗となって水分は失われますので補充が必要で、0・2〜0・5リットルの飲料の追加が必要です。

このように摂取する水分量と体外へ排泄される水分量はバランスが取れています。喉の渇きは、体から1％（300〜400ml）の水分が失われると感じられ、水分を求めます。特にシニアは喉の渇きを感じない人が多くいます。よって、夏の日差しの強い時や室内でもクーラーなどが効いているときに乾燥状態となり、体内から水分が汗となり滲むときは最も注意しなければいけません。補給水（５００ｍｌ）を常に持ち歩くようにしましょう。

一方、シニアの方が水を摂り過ぎると頻尿となる可能性がありますので、睡眠前の多量の飲料は控えたほうが良いと思われます。

髪のケアと食品

抜け毛を防ぎたい、白髪を早く止めたい。ぱさぱさ髪をつやのある髪に保ちたい。髪の手入れの根本は、やはり栄養分のある食事から導かれます。髪に外側から栄養を与えたり、髪の手入れをしたりすることとは別に、食の栄養から髪の手入れをすることは重要です。

まず髪の主な成分はたんぱく質ですから、良質たんぱく質を毎日補給しなければなりません。毎日髪は０・３～０・４ｍｍ伸びます。１か月で１０～１５ｃｍ伸びます。髪の毛は全体で約１０万本生えています。よって１日に伸びる髪の毛はなんと２７ｍです。２７

ｍの髪の毛の主な成分はタンパク質ですので、これに見合うたんぱく質量を摂らなければ、髪の毛の伸びる新陳代謝に追いつけません。

また、髪の毛は皮膚の一部なので、代謝が低下すると血流も悪くなり、髪に栄養が行き届かなくなります。特にシニアはたんぱく質が不足気味になる頃、髪の毛もいろいろなトラブルに遭遇します。特にホルモンや食生活が乱れれば、それに沿って髪の毛の成長や質が乱れます。

髪を支配しているホルモンはエストロゲンです。エストロゲンが少なくなると髪の毛の成長を抑制し、つややはりが落ちてきます。男女ともエストロゲンが減少する時期は更年期です。よって、この頃を見計らって、良質たんぱく質やミネラル、特に亜鉛とイオウを食事と共に摂る必要があります。イオウは爪や毛のたんぱく質（硬質たんぱく質）の材料になり、イオウが欠けるとしなやかな髪（ケラチン）が生まれません。

イオウは、特に食物中ではたんぱく質と結合（含硫アミノ酸）しており、良質たんぱく質を摂っておけば問題はありません。ビタミンはビタミンＡとＥを摂るようにしましょう。食品で言うならば、たんぱく質はメチオニンというアミノ酸を多く含む豚肉や鶏肉、マグロ、卵、納豆があります。亜鉛を多く含む食品は牡蠣、チーズ、鶏レバー、ゴマ、アーモンドなどがあります。ビタミンAとEは各種レバー、ウナギ、アーモンド、大豆、落花生です。これらの栄養素が十分に摂れてこそ、ホルモンも十分に分泌されると思われます。

しかし、髪に関する研究はまだ不十分で、不明な点が多くあります。男女差もあり、年齢差もあり、個人差も多くあります。髪の問題は今後のノーベル賞級の研究課題です。

フレイルやサルコペニアにならないために

老化現象の始まりはフレイルと言われています。一生の中で幼年期、青年期、壮年期と続き、次はフレイル時代です。フレイルとは、加齢によって心身ともに社会的にもこの三者が弱ってくる現象です。すなわち、シニアに適した体と心の状態と社会的な環境がしっかりしないと、フレイル状態になってしまいます。

人によっては50代からフレイル状態になっていることもありましょう。しかし、一般的には60歳以上のシニア世代からフレイル時代と呼ばれ、健康状態から不健康時代=介護時代に移り行く中間の時代です。独楽やヤジロベーで言えば、中心が取れて均等が保たれている真っ直ぐ立った状態から、少し傾きだした状態です。フレイルは倒れている状態ではありません。フレイルの初期は元に戻れます。またはその状態を維持できますが、フレイルが進行するともとに戻れなく、状態が悪化して、介護が必要となります。

フレイルの状態の中でも、特に筋肉量が不足し、身体能力が低下した状態をサルコペニアと呼びます。握力や歩行力が弱って、重たい荷物が持てなくなり、又は歩行速度が遅くなり、杖や手すりが必要となります。一つでもこの状態になれば、サルコペニアと呼ばれます。

サルコペニアは加齢とともに急速に増加しています。それを知らずに健康な時と同じく行動していると、事故に遭ったり、病気になったり、介護生活が早くなったりしてベッド生活が待っています。特に、転倒、骨折に要注意です。肥満者にとっては、生活習慣病になるリスクが高く、死亡につながるリスクも高いと言われています。その要因は、筋肉を作る速度より、筋肉を消費（喪失）する速度が速いからです。

良質たんぱく質は各種肉類、卵、大豆より得られます。材質ばかりでなく、ビタミンはタンパク質の代謝に必要で、ビタミンB_6とビタミンB_{12}、ビタミンB_2です。それにいくつかのミネラルも必要です。たんぱく質は体の細胞を作る最も大事な栄養素でありますので、シニアにとってはやはり最も重要視しなければ、サルコペニアもフレイルも予防できなく、どんどんと加齢よりも早く、生活習慣病や死の恐怖が迫ってきます。

とにかくフレイルやサルコペニアにとっては食事が最も重要で、たんぱく質を重視し、また抗酸化作用のある野菜類・海藻を多く摂るように心がけしましょう。

食物を噛むことの大切さ（7つの効能）

食材および栄養素の最初の入り場所は口であります。その口の仕事は噛むことから始ります。この噛む仕事が大切で、噛むこと自体が日々の健康を保つ要因ともなっています。

ここに、噛むことから始まる健康内容を羅列し説明したいと思います。

噛むことの7つの効用とは、
①唾が出る。
②唾の中に消化液がある。
③唾の中に殺菌剤がある。

④頭の働きを活発にする。
⑤唾が嚥下作用をする。
⑥歯を強くする。
⑦胃壁を守る。

①の唾を出すことが重要な役目で、噛めば噛むほど唾がでます。噛む回数が多いほどアミラーゼという②消化液が出て、でんぷん（飯、パン、麺などの高分子糖類）が分解され小分子となってゆきます。食べ物が糖類であれば一部分解されて甘みを感じ、食欲が増します。また液体の唾の中には殺菌力のあるたんぱく質（リゾチーム）が含まれ、弱い③殺菌作用をします。⑥虫歯や歯周病の予防にもいくぶん効果を示しています。噛めばその振動が頭脳へ伝わり、④脳が活性化（血流が増す）します。集中力が増すとも言われ、運動選手が応用（ガム噛み）しています。唾は少量常に出ていて、口内の細菌の増殖を防いでいます。一方食事に出る唾は⑤嚥下にかかわっています。ばらばらの食物を唾でまとめ、食道にスムーズに送り込まれます。唾はねばねばした高分子糖質（ムチン）を含んでいるから誤嚥を防ぎます。⑦は⑤と関係があり、粘性の成分ムチンが、胃の中では胃壁の表面を保護して、食物から受ける傷や胃酸から受ける傷を守る役目があります。

シニアになればできるだけ柔らかいものを好みますが、逆にできるだけ噛み応えのある食材が良いのです。シニアは栄養素豊富な野菜類の食物繊維の多い、噛み応えのある食材を好んで食べるようにしましょう。

第2章　からだはどのような栄養素を欲しているか
（バランスの良い食事への道）

まず糖質（命の根源）を摂ろう

糖分は砂糖、グルコース（ブドウ糖）、でんぷんに代表されるエネルギー源となる第一の栄養分です。ここでは炭水化物と総称されている中で、エネルギーになりにくい食物繊維類を除き、エネルギー源になる糖類を糖質（糖分）と呼びます。私たちはグルコースやフラクトースのような単分子化合物を口から摂ることは少なく、2分子化合物の砂糖（グルコース＋フルクトース）か、高分子のでんぷんで摂ることが最も多いと思われます。

まず口腔内から、最初の消化酵素として高分子糖類を分解する酵素アミラーゼが分泌されます。口腔内からの分泌される酵素はただ1つアミラーゼのみです。なぜ一番に糖質が分解されて少糖類が生じるかは、高分子の糖が分解されて、多くの甘さを感じる分子ができるからです。と言うのは、この食品は糖質であり、安全な、体に必要な食材であることを口腔内で少し感じて、次の消化器官へ送り込むサインとなるからです。砂糖は言うまでもなく甘さの根源ですから、舌の味蕾（味を感じる細胞）は大変喜んで体内へ入れることを誘導します。

総合的に糖質は、数種の糖分解酵素によってグルコースなどの単分子化合物となって腸壁から吸収されます。吸収された単糖類（グルコースなど）は、血液にのって各器官、各細胞へ運ばれて、エネルギー源となって消費されます。私たちの身体は最も欲しがっているのはエネルギー源です。エネルギー源がなければ体は動きません。新陳代謝ができません。すなわち糖分が命となって人は生きているのです。命は新陳代謝の事であり、エネルギーがあってこそ命となってつながっているのです。

その中で一番エネルギーを費やしている体内の器官は頭脳です。前にも書きましたように、頭脳のエネルギーは糖のグルコース（体全体のグルコース消費量の25％）です。エネルギーのもとは、糖の他に脂質やたんぱく質がありますが、頭脳はグルコースのみをエネルギー源とします。よって、朝食によりブドウ糖が体内へ入り、頭脳が即消費することが大切なのです。砂糖を朝食で摂ると、腸壁で、砂糖分解酵素（サッカラーゼ）によりグルコースとフラクトースに分解されて、グルコースは頭脳へ到達されます。

頭脳以外では筋肉が多くのエネルギーを費やします。よって、運動量の多い人や労働量の多い人には、多めの糖質（特にご飯、パン類、麺類）を摂る必要が生じます。ご飯で言えば、シニアは普通茶碗半杯～1杯ですが、エネルギーを多くとる人は茶碗2杯程度必要となります。そこで、糖質を摂る量の少ない人の血糖値が約７０ｍｇ／ｄｌ以下になれば低血糖と言われ、動悸、冷や汗、けいれん、手足の震えなどが現れます。頭がボーッとなり、体の動きが緩慢となります。重症化すると意識不明昏睡状態（酸欠と同じ状態）となり、死へつながります。

ダイエットの第一に挙げられるのは「糖質制限ダイエット」ではないでしょうか。肥満や糖尿病の治療を目的として、医師のもとで行われる糖質制限ダイエットならば問題がありませんが、そうではない、特に自分勝手に行う「糖質制限ダイエット」は次のような危険性があります。

エネルギー不足になり、頭痛や眠気が襲ってきます。肌の潤いや、はりが失われます。便秘になる可能性が多くあります。下痢や吐き気も襲ってきます。筋肉量も落ちます。リバウンドする可能性が多く、逆に太る可能性があります。「糖質制限ダイエット」で体重が落ち、スリムになる原理は、糖質からできる貯蔵物質のグリコーゲンが減るからです。グリコーゲンは水を多く含む物質ですから、グリコーゲンがダイエットで減少すれば、水が大幅に減り、やせたと錯覚してしまうからです。

特にシニアから筋肉が減少すると、色々な病症が発生します。３～６か月で完了（５～

10kg減量）すると言われるダイエット法は、あまりにも短時間で完了するかのように減量しますが、必ずリバウンドが起こるか、体内の各種の機能が減少し、または止まり、ひいては病症を引き起こすようになると危惧しております。若い時に、無謀にもダイエットを数度試みた人は、シニアになって骨粗鬆症になり易いとも言われています。

しかし、糖分の過剰な摂取も良くありません。もちろん肥満につながるからです。なぜ糖分の摂り過ぎが肥満に直結するかというと、糖分が脂肪細胞へ変換され、内臓脂質となって蓄積されるからです。まず食が始まると、食事中の糖分は腸で吸収され、血管内に糖として入り込みます、同時にそれを感知しインシュリンが分泌されます。インシュリンは糖と結合し、または誘導して、脳へ、または各体内の細胞へ糖を届けます。糖が血管内に多量な場合は、脂質細胞へ届けられ蓄積され、特に内臓脂質となってしまいます。

もう一つ、過剰な糖の摂取はたんぱく質と結びつき（糖化と呼びます）、糖化物となってシミやしわになり易くなります。また、血管内で糖が常に多く流れている状態、糖尿病などは糖化が起こりやすく、血管壁を硬化させる原因にもなるとされています。

過剰な糖の摂り過ぎも問題が大きく、糖の少ない摂取も問題を引き起こす可能性が大きいということを考えてほしいと思います。

次に肉体（筋肉）を作ろう

エネルギーを作る成分・栄養素は主に糖質（糖類）でしたが、体を作る成分の栄養素は主にたんぱく質です。しかし肉体を作る成分はたんぱく質のみではありません。脂質、ミネラルも肉体を構成しています。強い体を作るためには、豊富な体を作る食材・栄養素が必要です。水も十分に摂らないと、体内での循環が水を媒体として代謝が行われません。新陳代謝が早い胃や腸の細胞は、たんぱく質の供給が十分にないと、胃や腸の粘膜障害を引き起こしてしまいます。

なんでも適当に食べるのでなく、各栄養成分は一日に摂る量が決まっております。年齢によって、働く内容によって、栄養成分の摂取量がおよそ決まっております。一日の３度の食事で、その栄養素の内容と量を摂らなくてはなりません。筋肉のもとになるたんぱく質量は、男性で６０ｇ、女性で５０ｇが１日の必要摂取量です。シニアにとって、いろいろな事情で食事量が減ってくると多くの支障が起きてきます。シニアは日頃から減量を常としている人もいれば、また、逆に食欲のない人もいます。食事量が減ると、栄養成分も減り、自分の体の新陳代謝が減り、強い体が維持できなくなります。最近は、シニアの食事の吸収率が劣るので、壮年期と同じ量、６５ｇのたんぱく質を食べたほうが良いと指示している研究者もいます。

シニアになったとて、決して食事内容を減らしてはいけません。もし減らしておれば、まず筋肉量が衰え、自分の体の動きに関係してきます。前述しました「フレイル」や「サルコペニア」になってしまいます。その衰えた動きが、骨量を減らし、ひいては骨粗鬆症となってしまいます。衰えた筋肉は、重たいものを抱えたりした時、腰や背骨を痛ませてしまい、腰痛や関節痛を思わず引き起こしたりします。大事な骨や腰・関節を維持できないほど、食事、特にたんぱく質量を減らすことは、体を作る上にネガティブなことです。たんぱく質は、体の内臓、皮膚、髪の毛、爪、そして体の機能に関係するたんぱく質である酵素、遺伝因子、免疫物質など、アミノ酸で作られるものすべてに関係します。

たんぱく質は色々な食品に含まれています。例えば、米やパンなどにも少量含まれていますが、含有量の高いもので摂りやすいものは、魚貝類、肉類、大豆類で、一般に言う主菜になる食材です。よく言われるのが、良質たんぱく質とは何を指すかと言えば、たんぱく質を構成するアミノ酸の種類が、人の体のアミノ酸組成比と一致するものを良質たんぱく質（9種の必須アミノ酸を指します）と呼んでいます。では良質たんぱく質とはどのような物かといえば、魚貝類、肉類、大豆類です。それで必ず、毎食の主菜として、前述の3種の中から少なくとも1品（手のひらに乗る大きさ）を選んでほしいものです。

体を構成しているたんぱく質は約3か月で消滅し、新しいたんぱく質成分と入れ替わります。すなわち体たんぱく質の新陳代謝の時間は3か月なのですから、しっかりとたんぱく質を摂る必要が出てきます。

油（脂質）は体を柔軟にする

油はイメージの悪い人と良い人に分かれています。確かに油の体での役割は良い面と悪い面があります。良い面を一口で言えば、体を柔軟にすることであります。悪い面を一口で言えば、肥満やコレステロール障害（酸化コレステロール）を引き起こすことです。

油は常温で液体の状態を示しますが、常温で固体（液体でないもの）を特に脂肪と呼んでいます。肉の白身の脂肪などであります。液体と固体の油を合わせて栄養学では脂質と呼びます。脂質は油の多くの種類の化学成分（脂肪酸）から成り立っています。脂肪酸の中には、体にとって体内で合成できないものがあり、この油の成分を必須脂肪酸と呼んでいます。リノール酸とリノレイン酸です。アラキドン酸やエイコサペンタエン酸・ドコサヘキサエン酸も必須脂肪酸類に入れることもあります。エイコサペンタ塩酸（ＥＰＡ）やドコサヘキサエン酸（ＤＨＡ）の多い食材の９０％は魚類で、マグロ、ブリ、サンマ、ウナギ、イワシ、サバ、カツオ、アジ……などに含まれています。一日に食べる量としては1から2匹が推薦量です。

これらの成分の効用は、血液を固まりにくくする作用が顕著であります。その結果、動脈硬化を起こしにくくなり、血管内部壁が柔軟性を維持し続けることになります。また中性脂肪（トリグリセリドと呼ばれ、一般に体脂肪のこと）を排除し、減少させる作用もあります。

ＤＨＡは脳の老化防止に役立つ成分として、認知症予防の研究が盛んです。ＥＰＡやＤＨＡが多く摂れない場合は植物から摂る方法があります。アマニ油やエゴマ油、シソ油には必須脂肪酸のリノレイン酸が多く含まれ、一部は体内でＤＨＡやＥＰＡに変換されます。ただこれらのリノール酸やリノレイン酸は熱に弱く、活性酸素によって酸化され、活性力が半減やなくなってしまうこともあります。よって、これらの油を取り扱うときは、酸化されるのに注意し、冷温所で保存し短期間で使い切ることが大切です。同様にオリーブ油や大豆油、菜種油などは天ぷら油にする場合、決して二度三度使いをしないように心得ておくことが重要です。長く使用すると油自体が熱酸化され、異臭を放ち、色変化を起こし、過酸化物として、体内に入ると毒物に変化する場合があるからです。しかし、酸化を受けていない新鮮な天ぷら油は、血液中のＬＤＬコレステロール値を下げる役目を果たし、血液を健全に保ちます。

これらの油に引けを取らず重要な油にリン脂質があります。卵や大豆に多く含まれる油です。このリン脂質は体の細胞のすべての細胞膜を構成する主要な膜成分です。細胞膜はリン脂質でできていると考えてよいと思われます。細胞は日々入れ替わっています。人体60兆個の細胞が平均3か月で新陳代謝すると仮定すれば、日々0・6兆の細胞の膜が、卵や大豆のリン脂質で作り替えられていることになります。特にリン脂質を多く含む大豆や卵は、細胞膜の形成には必要な食材です。毎日一定量食する必要があります。卵1～3個、納豆ならば1～3パックにあたります。

まとめますと、油の中には体に対して良いことをする成分が多く含まれ、体の機能を大いに健全にすることが明らかになっております。但し、闇雲に油がすべて良いことばかりでなく、食べ過ぎに注意して、肥満対策を講ずることが大切です。常温（室温）で固体（油の塊）の摂取量を少なめにし、液状の油の酸化を防いで保存（暗所、脱酸化で）に注意して適当量（1日、20～25g）摂りましょう。

ビタミンは活力の元

ビタミンはあらゆる生体の新陳代謝に役立っている栄養素です。ビタミンやミネラルが不足すると、体内のすべての新陳代謝がうまく働くなることが起こります。体内の恒常性やバランスが崩れ、疲れが出たり、ストレスが溜まり、頭の働きまでも鈍ってくることがあります。

ビタミンは最も身近な存在の栄養素で、体内で合成できなく、食事から摂るものです。このことをしっかりと知った上で、どんな時にどんなビタミンが働くのか2～3の例でそのことをお知らせします。

日本人ならばまず、ビタミンB_1の作用に注目しましょう。ビタミンB_1は糖質代謝に最も関係し、不足すると脳の中枢神経に障害が起こり、また手足の末梢神経が麻痺します。これが脚気であり、戦後しばらくは国民病と言われていました。

江戸時代、東京では白米が主食でした。江戸では地方から集まる大名や人々に、奇妙な病気「江戸わずらい」がはやり始めました。足がふらふらし、怒りっぽくなり、寝込んでしまう人も出始めました。明治時代の海軍では、白米を食べる習慣のため、脚気が続出しました。当時は病原菌の仕業と考えられていましたが、実は食からくる病気だと分かったのは数年後の事でした。優秀な若い海軍兵が脚気（一年に数万人の人が死に追いやられました）に陥ったのです。それ以降、米や食材の中に、体を活性化する物質「ビタミン」があり、食品三大栄養素の代謝にかかわっていることが世界中の研究対象となったのです。日本でも、東大教授の鈴木梅太郎農学博士がビタミンB_1と同体のオリザニンを発見し、栄養学の基礎を確立しました。

ビタミン類は、三大栄養素の新陳代謝反応の中軸の仕掛人として働きます。例えばB_1は糖質のエネルギーを作るために必要であるばかりか、神経組織を安定化させ、神経ビタミンとも言われ、物忘れ、イライラ、憂うつ、知覚麻痺などを静める役割も持ち合わせています。このように、ビタミン一種にしても3から5種類もの役割を持ち合わせているのです。

ビタミンDは、骨の形成になくてはならない栄養素です。そのビタミンDを摂りそこなうと、骨粗鬆症になり易くなります。特にシニアにとっては、毎日骨が溶けだしていることを知って、少しでも多くの骨になる材質（カルシウム、マグネシウム、たんぱく質……）を食事に取り入れることと、骨を作るための第一のビタミンDを十分に摂ることが重要です。ビタミンDは骨を作ることばかりか神経伝達にも関わり、また筋肉収縮にもかかわっています。ビタミンDはセロトニンの量を増やしてうつ症状を抑制しています。また、甲状腺ホルモン（カルシトニン）をコントロールして、血中カルシウム量を一定に保つ作用があります。ビタミンDが不足すると筋肉内のシグナル伝達の低下が起こり、サルコペニアを発症する可能性があります。すなわち筋肉の収縮にビタミンDは関わっています。

もう一つ、ビタミンCについての体内での役割は抗酸化作用です。ある研究者（ノーベル賞受賞者）は、ビタミンCを抗酸化作用の第一番目に挙げるほど、抗酸化能の広い、かなり強い作用を持っていると主張します。抗酸化作用は活性酸素を消去（消滅）させる能力がありますが、その他のビタミンCの作用はコラーゲンの合成にかかわっています。皮膚のしわやシミを防ぎ、傷ややけどの回復を助成します。よって、ビタミンCは「美容ビタミン」と呼ばれます。その他、ビタミンCは免疫力を強化したり、抗ストレス作用をしたり、抗がん作用をしたり、多面的に体の平衡（病気に罹らない作用）に貢献しております。

この様にビタミンは、体の新陳代謝（栄養分を取り入れ、老化物排斥作用）に最も関係している成分で、必須の栄養素です。ビタミン類はその他、ビタミンA、ビタミンE、ビタミンK、ビタミンB_2、ビタミンB_6、ビタミンB_{12}、ナイアシン、葉酸、パントテン酸があります。この中の一部については後述していますのでご覧ください。

ミネラル（地球の成分・無機質）の働き

私たちは、地球の成分であるミネラルを食べて、その鉱物（ミネラル）のおかげで生きています。地球に存在するミネラルが生物を生んだとも言えるのです。中には、ミネラルは生物にとっては毒物ともいえるものもありますが、約１５種のミネラルは必須の食べ物で栄養素です。例えば、カルシウム、リン、イオウ、カリウム、ナトリウムなどです。

体重の15％くらいの重さを占める骨は、前にも書きましたが多くのミネラルからできています。毎日毎日それらの材料は口から取り入れられ、血液をめぐり、脊髄まで運ばれ、丈夫な骨を作ろうとしています。ミネラルを無視するような食べ方をする人は、ミネラルに泣かされ、裏切られ、新陳代謝が弱り、早く朽ち果ててゆくことにもなります。骨（ハイドロキシアパタイト）の形成はカルシウムばかりでなく、リン、マグネシウム、銅、マンガン、モリブテンなども材料です。骨の詳細な形成については第1章と次項を参照してください。

イオウは爪や毛のたんぱく質（硬質たんぱく質）の材料になり、イオウが欠けるとしなやかな髪（ケラチン）が生まれません。さらにイオウは、有害な金属と化合して体外へ排出する役割（解毒作用）もあります。イオウは、特に食物中ではたんぱく質と結合（含硫アミノ酸）しており、良質たんぱく質を摂っておけば問題はありません。

ミネラルの中で良く問題になる重要なミネラルは、ナトリウムとカリウムです。ナトリウムとカリウムは、体の中では細胞の浸透圧、特に水分の保持や神経伝達、各種イオンの濃度調節などに関係しています。このナトリウムとカリウムの濃度比は約3対1が最も良く、この比が大きく狂うと細胞間の栄養物の出入りに問題が起きてきます。ナトリウムの摂取目安量は１日約８ｇで、カリウムの摂取目安量は２．６～３ｇとなっています。

カリウムの欠乏は、疲労が溜まり、筋力低下となります。カリウムは血液の流れにも関係しており、血管を膨らませたり、縮めたりする役目を担っております。ほとんどの人はカリウムの摂取量が少な目です。カリウムの多い食材は納豆、サトイモ、ホウレン草、バナナ、アボカド、グループフルーツ、タケノコ、トウモロコシ、昆布、ヒジキ、イカ、サワラ、鶏肉、メロン、スイカ、ピーナッツなどに多く含まれています。これらの食材を多めに摂るようにしましょう。

一方ナトリウムは、血圧を上げる食材と思い込んだ人はナトリウム（食塩）を極端に摂らなくなり、又は不足気味になるでしょう。ナトリウムが不足すると、脳の毛細血管を通る赤血球が膨張し、血管を塞ぎます。これは大変危険性があり、脳障害を起こす点です。吐き気、疲労感、頭痛、けいれんとなって表れます。また重要なことは、胃液不足に陥ります。胃液は食塩から形成されるからです。ナトリウムばかり減量するのではなく、カリウムにも気を配り、カリウムを多めに摂りながらバランス良く摂取する必要があります。

その他のミネラルは、カルシウム、鉄、亜鉛などが大変重要で、シニアにとっては不足気味です。これらのミネラルは、その都度重要な時に他の項目に出てきますので参照してください。

立派な骨をつくる食材

第1章で、シニアは日常、骨つくりを大切しないと骨粗鬆症になってしまい、元気な長寿者になれないと危機感を煽りましたが、実は骨粗鬆症の為に骨にひびが入り、骨が出っ張ったり、また骨が折れたり、骨と骨の関節が擦れたりして、要介護1以上になると歩行が困難になり、一般的に介助が必要になります。すなわち一人で自立して生活できなくなります。ベッドでの生活時間が急に多くなります。こういう時期になると、健康年齢を逸脱して介護年齢となってしまい、元気な長寿者と言えなくなります。

私たちが一番心配している事は、自分が自立して自由に生活できるのではなく、他人の介護が必要になり、自由がきかなくなり、だんだんと歩くことを避け、ためらい、ついにベッド生活が長くなってしまいます。そうなると、よほどの運動をしない限り、足の筋肉を筆頭に各所の筋肉が萎縮し、寝たきり老人になってしまいます。

もう一つ、シニアがなり易い病気？　に痴呆症がありますが、このことについては、項を改めて書きたいと思っています。そこで、立派な骨、骨粗鬆症になりにくい骨をつくる食材について示したいと思います。骨粗鬆症にならないための基礎知識についても第1章で書きましたが、その内容のほかにさらに足し加えて、具体的な食材についてもこの項で書きたいと思います。

カルシウムの食材としては、昔から言われていた牛乳、小魚、他にチーズ、ヨーグルト類、乳酸菌飲料、ドジョウ、イワシ、納豆、小松菜、水菜、ヒジキなどの海藻類に多くのカルシウムが摂れます。マグネシウムが摂れる食材として、大豆、納豆、豆腐、ソバ、ヒジキ、ホウレンソウ、バナナ、キンメダイなどがあります。銅と亜鉛は各種レバー、タコ、イカ、シャコ、カキ、卵などに比較的多く含まれます。骨の一部になるたんぱく質は、良質たんぱく質であれば肉類、魚類、卵、大豆類すべて良いと思われます。リンは食品添加物としてかなりの量摂っているので、あえて摂る必要はないかと思われます。摂りすぎると、逆にカルシウムの摂取を妨げることもあります。

それよりもビタミン類をきちっと摂りましょう。ビタミンDは昔から言われていたもので、油溶性ビタミンですので動物や魚の肉や卵内に多く含まれています。その他として、キクラゲやシイタケ、マイタケのキノコ類に比較的多く含まれています。野菜や穀類には含まれませんので、特に含有量の多い魚類からビタミンDを摂るように心がけましょう。干しシイタケにはビタミンDが多いと言われていますが、最近の干しシイタケは工場で機械乾燥をしていますのでビタミンDはほとんど含まれません。よって、買ってきたシイタケを一度日光浴（2時間程度傘を下にして）させて召し上がると、ビタミンDが増加して骨を作る機能が増大します。

ビタミンKは納豆に圧倒的に多く含まれ、次いでモロヘイヤです。ビタミンKは特にこの二点からとりましょう。ビタミンKは骨の形成に必要なビタミンです。ビタミンCも、骨にとっては補給しなければいけないビタミンですが、野菜や果物類から日常的に多く摂る習慣がある人は心配いりません。シニアにとっては、多くの栄養素が新しい骨を作るのに必要です。以上、挙げた食材に特に気を付けて摂るようにしましょう。

骨の形成には、バランスのよい食事の他に併用して重要なことは、軽い運動（体操）です。ロコモティブシンドローム（歩行困難）にならないよう、腰から下の脚や関節と骨、それに付随する筋肉をエクササイズするために、上下運動や回転運動を毎日2、3分、椅子を利用して続けましょう。できればリズミカルな歩行やウオーキングを３０分～６０分、週に2、3回行い、気分もリフレッシュしましょう。この食と運動を含めた一連の行為が、骨粗鬆症予防の最短で最大の善行です。

最後に、強い骨が形成されると、骨芽細胞の中から若さのホルモン「オステオポンチン」が生み出され老化を防止し、免疫力も増進させるという最近のデータが示されました。

抗酸化ミネラルの働き

ミネラルの中で抗酸化ミネラルは、抗酸化ビタミンや抗酸化酵素（1章で前出）と同様に、体内の細胞や血管などの組織が酸化されるのを防ぐ役割を持っています。体内で有用物質が酸化されると、細胞や組織・器官がまともに動かなくなり、老化の原因になることは以前から何回も述べてきました。ほとんどの人は抗酸化ミネラルを知らないのですが、重要な抗酸化の役目をはたしています。

ではどのようなミネラルがあるかと言えば、銅、マンガン、セレンの三つのミネラルです。銅とマンガンは、体内にある抗酸化酵素スーパーオキシドジムスターゼの構成成分になり、抗酸化の酵素機能を活性化して体内での抗酸化に寄与しています。セレンは抗酸化酵素グルタチオンペルオキシダーゼの構成成分になり、抗酸化の酵素機能を活性化して体内での抗酸化に寄与しています。銅、マンガン、セレンのようなミネラルが不足すると、体内での独自の抗酸化酵素の働きが弱り、老化してゆくものと考えられます。特に幼年・青年期は体内の抗酸化酵素は十分に働いているのですが、加齢と供にその活性が減少していると考えられます。よってシニアほど、三つのミネラルは微量摂取ミネラルですが、食材からしっかりと取り入れなければなりません。

食材としては各種レバー、タコ、シャコ、イカ、カキ、エビ、カニ、卵、アマランサス、貝類、栗、納豆、チーズ、ゴマに含まれています。時にはこれらの食材を口にしてはいかがですか。

やはり、シニアになって体内の抗酸化酵素が減少するのは気になります。体内の酸化については老化や病気と直接結びつき、介護を必要とする体制になったら大変ですので、第1章にも書いていています内容をよく一度調べなおしてほしいと思われます。

腸を美腸にするには（腸活）

前にも書きましたように、美腸の持ち主は健康の持ち主で、長寿を全うすることができる人であるというのが正しいのです。昔は体で最も大切な場所は頭であると言われていましたが、今は頭と腸なのです。腸は頭と同格です。いや、腸の方が上なのではないかとも言う研究者も多々います。なぜならば、腸内には体で健康に関する大切な免疫機構が多く備わっているし、共存している細菌群（約１００兆個）が腸内には最も多く住み着いて、消化管理どころか栄養管理までしているのですから。

例えば人にとって以前、一分の価値もなかった食物繊維を、善玉菌は自分の栄養物として消化して、一部は人にエネルギーを供給しています。また自ら善玉菌は繁殖して悪玉菌を駆逐しています。特にオリゴ糖は善玉菌の餌として好物でありますので、私達はオリゴ糖の多い食材を摂ると良いわけです。食物繊維は全ての野菜類には大小含まれていますので、第六の栄養素になっている食物繊維をできるだけ多く（一日両手に一杯入る量）食べれば十分です。

野菜の種類によって少しほど含有量は異なりますが、気にせず、種類多く摂ったほうがベターです。オリゴ糖は単糖（ブドウ糖やフラクトースなど）が2個以上寄せ集まってできた消化しにくい少糖の事で、食材としては大豆オリゴ糖やイソマルトオリゴ糖（麹から作られる発酵食品に多い）として、清酒、ミリン、味噌、甘酒に含まれています。また、フラクトオリゴ糖として、アスパラガス、ニンニク、ゴボウ、玉ネギ、ハチミツ、菊芋にも含まれています。これらのオリゴ糖はビフィズス菌や乳酸菌などの餌（プレバイオテックス）になり、善玉菌の増殖となり、腸を美腸に保つ大きな健康法となるのです。

胃壁や腸壁を守ってくれる食材は、ぬめりの多いもので、モズクのフコイダンという多糖類やレンコンのムチンという多糖類成分で、また、納豆のねばねば成分であるムチンとポリグルタミン酸で、これらのねばねば成分は胃壁や腸壁の消耗や傷・衝撃・負傷から細胞表面を守り、美腸として機能を発揮できるようにしています。よって、毎食ねばねば成分を含む食材を食卓に置いておきましょう。

乳酸菌は腸内で繁殖すれば、乳酸やプロピオン酸、酢酸などの酸を出して、病原性大腸菌など悪玉菌の繁殖を抑え、更にピロリ菌やサルモネラ菌、インフルエンザウイルスを排除する効果が顕著であることが見出されております。排除する原理は、善玉菌が悪玉菌に吸着し、排便へ導く作用です。よって乳酸菌が多いほど悪玉菌を排除し、美腸を保ち、腸が健全な機能を保つ働きを果たしてくれるのです。

ただ一般の乳酸菌は胃酸に弱く、生きたままで腸まで届くことは少ないと言われていますが、最近のヨーグルトや乳酸菌飲料の中には、時に腸まで生きたままで届くという論文があります。また、一般の乳酸菌は腸内で常在しないのではないかとの疑問に対して、改良した乳酸菌製品が出てきているようです。

この点、胃酸に強いのは納豆菌で、胞子のままで腸まで届き、繁殖もできる点で一歩秀でているのではないかとの見解があります。納豆は前にも書きましたように、ビタミンＫやビタミンB_1を多く含み、ビタミンB_2に関しては納豆菌の増殖発酵中に発酵前の４倍から５倍に増えることが分かっております。よって納豆はビタミンの宝庫とも言われます。ビタミンB_2は美容ビタミンと言われ、皮膚の健康維持や老化防止に役立つビタミンです。納豆の糸の生産も、納豆菌自身がなしている業です。乳酸菌と同じく、納豆菌がなす病原菌の殺菌作用も納豆菌の小技です。

その他善玉菌は多く、腸内で菌そのものがビタミンやホルモンを合成してくれています。さらに腸内を通る血液を浄化して、皮膚までも若返りする仕事も腸内細菌が引き受けているとの学術報告があります。そのような菌の存在とバランスが重要で、食物繊維やオリゴ糖を多く摂取して善玉菌を殖やし、腸を綺麗にする（この活動を腸活と呼ぶ）のに役立ちますので、毎日食べる習慣をつけましょう。

最近のニュースでは、難病や病気がちの人が、健全な人からのカプセル便を移植してまでも善玉菌を欲しがっているとのことです。善玉菌を育てることは、将来長寿を保つのにさらに大切なことになるでしょう。

発酵食品はなぜよいか

発酵食品とは、微生物の力で食材を一部分解し、更に新しい栄養物を生産して、人の健康に役立てる食材を再構築した食品であります。発酵食品の歴史は古く、数千年前より、偶然に見つかったと思われます。ヨーグルトやワインが古くからの発酵食品にあたりますが、日本でも八世紀ごろの奈良時代から漬物が保存食品として出回っていました。

発酵食品が世界的に親しまれてきたのは、発酵の仕組みが分かってきたからです。すなわち顕微鏡が作られ一般化した時代に、発酵は微生物の業なりが解明されたからです。フランスの発酵の父パスツールによって、発酵が天の仕業でなく、微生物による仕業だと明らかにされたためです（１８６１年）。その後、急速に工業的に発酵の技術は発展してきました。現在はその発酵食品が体の成長・維持や病気を予防する作用が総合的に強いことが、種々の研究を通じて分かってきました。

その現状において、日本は発酵技術と発酵食品の内容から、世界のトップを歩んできました。日本において発酵食品は数多くあります。少し挙げてみますと、味噌、醤油、食酢、漬物、納豆、ヨーグルト、チーズ、キムチ、甘酒、ミリン、酒類などがあります。その中の二点について、この項では発酵食品の体に良い科学的データ・エビデンスを示したいと思います。

漬物は、乳酸菌によって発酵させた保存食です。材料は主に野菜類（なす、大根、キュウリ、白菜……）で、すべての野菜が発酵によって漬物に変身します。一夜漬けから数日から数年漬けまで種々雑多です。漬物床は糠、麹、味噌、もろみ、粕、酢床など色々あります。しかし、すべて乳酸菌が発酵菌として働くのです。塩を床に混ぜるのは、塩に弱く酸に弱い腐敗菌の増殖が防げるからです。

乳酸菌は野菜に自然に付着した菌より増殖します。また、ある漬物の床では酵母菌も同時に増殖し、香りや味に関与する場合があります。漬物中の乳酸菌は体に整腸作用として働き、免疫力も強化されます。乳酸菌は乳酸ばかりかクエン酸や他の有機酸などを放ちます。クエン酸と乳酸は私達の新陳代謝を促進し、疲労を軽減させる物質です。特に野菜を材料とする漬物からは、食物繊維が多く摂れます。またそれぞれの野菜に含まれるビタミン類やミネラルが数多く摂れるのが、健康を維持する内容です。野菜類は新鮮な内に生で食べるのを推薦しますが、保存の効く漬物はいつでも気安く食べられるのが特徴でしょう。ぜひ、数種・数点は保存しておきましょう。

西洋で有名なピクルスは、酢漬けで数多くの種類があり、香辛料（ハーブなど）を入れると世界一の種類となりそうです。ピクルスは、西洋では各家庭には数十種類、常備していいます。西洋人はこのピクルスで野菜類を数多く摂り、健康を維持しているものと思われます。

次にヨーグルト類（発酵乳）は、西洋では古い歴史を持っています。しかし歴史と共に現在はかなり改良されてきています。ヨーグルト類は数多くの種類がありますが、一般的には、乳を乳酸菌（酵母も入る場合があります）で発酵させたものを指し、やや固形的な飲み物であります。乳としては牛、山羊、羊、馬、らくだ、水牛の素材が使われます。ヨーグルトの成分は糖類、脂質、たんぱく質がやや均等に含まれ、三大栄養素に富んでいます。それればかりか、ビタミン類、ミネラル類も多く含まれています。日本で製造されるヨーグルト類は、原料の一部に砂糖が使われるのが特徴です。

ヨーグルト（発酵乳酸菌飲料）の生体内への効用は第一に整腸作用です。善玉菌（乳酸菌や、場合によってはビフィズス菌2～4種）その物を腸に送り込むからです。但し、大部分の菌は胃酸で死滅させられて、一部しか大腸には到達されません。現在は色々と工夫がされて、腸内に届く菌数を多くしているそうです。その他乳酸菌の効用は数多くあり、病原性大腸菌Ｏ‐１５７を体外に排除する作用もその一つです。ある種の乳酸菌は発酵中にギャバを生産し、神経を安定させ、肝機能改善作用などもあることが証明されています。さらに美容効果や免疫作用の強化などもあることが証明されています。但しヨーグルト類は、できる限り毎日飲むことが効用を持続させるための条件になっていることを、しかと知っておいたほうが良いと思われます。

乳酸菌の善玉菌が入っていて、私達の健康を守ってくれる漬物やヨーグルト製品は、ずばり「腸活」（前述）そのものです。その他の発酵食品、味噌や納豆については、項を改めて詳しく書き改めるつもりです。

免疫細胞は何を欲しがっているか

私たちの体に備わる免疫細胞は、外部から侵入する病原菌や毒素など体にとって有害なものを排除します。この作用の為に、私たちは病気に関わることなく、安全に暮らすことができるのです。

私たちは「自己免疫」と言って「自然免疫」を生まれつき持っていて、その機構を育成し維持しております。一方、一度体内に入った異物を記憶し、二度目以降は排除する、後天的な免疫機構「獲得免疫」（ワクチンなど）もあります。この二つの自然免疫と獲得免疫があるのです。しかし、免疫機構を強くするには自然免疫を食によって強くしなければなりません。

自然免疫の種類は、外部の異物の種類と強さに応じて多くの免疫細胞に分かれています。白血球（マクロファージ・好酸球・好中球や好塩基球）は、主に呼吸器や腸管内に多く存在し、直接入る外敵の殺菌・駆除を行っています。その他自然免疫の中に樹状細胞やＮＫ細胞がいて、異物をＴ細胞（獲得免疫、異常細胞を殺害する）に伝え、また自ら毒物を認識し殺害します。更に詳しい免疫のメカニズムに対しては省略させていただきます。

これらの免疫細胞は加齢によって徐々に低下していきます。特に不規則な習慣、偏った食事内容から免疫力が低下してきます。弱くなった免疫力を持っているシニアは、致命的な病原菌や毒物によって侵されてしまいます。ここでは免疫力を高めるポイントを示します。

腸には、以前も書きましたように全身中７割の免疫細胞が存在しています。病原菌や食中毒菌などの異物は口から胃・腸へ入ってきます。胃には微生物を殺す胃液があり、大半がこの酸性（２～４のｐＨ）で増殖不可能になります。それでも胃を通り越した病原菌や毒物は腸に入り、免疫細胞と対面します。そこに病原菌や毒物の数より多くの免疫細胞、または強い免疫力があれば、異物を排除し、殺菌し、増殖を防ぎ、排除できるのです。よって常に異物を排除できる力と数が必要で、シニアになればこの力（数）が低下しているのです。

更に重要なことは、善玉菌が常に健全に増殖しているかによって免疫力が高くなったり、低くなったりします。免疫細胞はたんぱく質や脂質から主に成り立っているので、その栄養成分を十分に摂ると同時に、その代謝に必要なビタミンやミネラルが必要です。このような栄養分を免疫細胞に与えるには、野菜類を多く摂る必要性があります。それに加えて納豆、ヨーグルト、味噌など発酵食品が免疫力をつけるのに重要な食材と言えます。更に善玉菌を増殖させる食物繊維やオリゴ糖が必要でしょう。

以上のように免疫機構を高め大事にしたいのなら、毎食免疫細胞を元気づける多くの食材を摂りましょう。具体的に言うと、血行を良くするショウガ（成分ジンゲロール）、ネギ（硫化アリル）、ニンニク（アリシン）、善玉菌を増殖させるオリゴ糖を含む納豆や甘酒、野菜全般に含まれる食物繊維、更にきのこや海藻に含まれる食物繊維が、免疫細胞を育成させるための食材です。

また免疫細胞は環境によって増減します。冬場は特に体を温める食材が有効です。血行を良くすると免疫細胞の動きが活発になり、免疫力が特段にアップします。寒さに縮こまるのではなく、血行を良くする食材を食べながら、適当な運動もして、新陳代謝を良くして免疫細胞を増加させておきましょう。

野菜（食物繊維）は体を丈夫にする

なぜ厚生労働省が１日に野菜を３５０ｇ（両手掌一杯）摂取しようと言っているのでしょう。そんなに多くの野菜が健康の為に必要でしょうか。３日に１回でもよいのではないでしょうか、など色々疑問が湧き出ます。一般的な日本人の平均的な食事習慣に基づいて、１日３５０ｇの摂取量を設定していると考えられます。日本人の体格は、太平洋戦争後と昭和の終わりとを比べると、ずいぶん西洋人並みの体格となりました。平均寿命はこの８０年間で約３０歳も伸びました。これは驚くべきことであります。

その伸びた原因は、公衆衛生の改善、医療環境の充実だけでなく、食事情が大幅に改善されたことが起因と思われます。国内の多種多量化農法の発展と、世界各地からの農産物輸入も多種多量となり、日本人の栄養不足も解消されつつあります。一方、近郊農業による新鮮野菜が不足していることも事実です。

最近の調査（国民健康・栄養調査）では、食事で心がけていることは①野菜をたくさん食べるようにしている、②食べ過ぎないようにしている、③脂分を摂りすぎないようにしているると、まともな食事に関する感想であります。しかし、若い人ほど男女とも、野菜の摂取量が必要量の半分にも満たない数値が出てきました。また、シニアにとっても10～20％不足しています。私はもっともっと野菜を摂ってほしいと願っています。それには、野菜が身近な店で豊富に安価に手に入ることがさらに重要かと思われます。

野菜に関する体にとっての重要性は、多くの科学研究雑誌にデータとして発表されています。一つ一つの異なる野菜についての体に対する機能性のエビデンスも多く集まりだしました。その一部は後述したいと思います。ここでは野菜の体の機能性や効能について羅列し、その凄さを今一度考えていただきたいと思います。

①長寿になる　②快活になる　③運動機能が良くなる　④免疫力がつく　⑤いらいらがなくなる　⑥骨が強くなる　⑦高血圧になりにくくなる　⑧血糖値の上昇を抑える、糖尿病になりにくくなる　⑨風邪やインフルエンザにかかりにくくなる　⑩肥満になりにくくなる　⑪血液の流れがよくなる　⑫血中コレステロール値が小さくなる　⑬便秘が改善される　⑭肌がきれいにすべすべになる　⑮関節の病になりにくくなる　⑯動脈硬化になりにくくなる　⑰成長が適当に早くなる　⑱がんになりにくくなる　⑲神経伝達がよくなる　⑳うつ病や認知症になりにくくなる……

まだまだありますが、詳しい内容については折々記述してゆきます。この⑳個の項目だけでも、野菜は体内ですばらしい機能性を発揮し、私達の体を改造し、良い方向へ向かわせることが分かってきました。

最近の医療関係、特に理農関係の研究者が究める成果はすばらしいものがあります。５０～６０年前より、便秘の解消法として野菜の食物繊維を多く摂ればよいとの疫学的研究によって証明されました。以前、食物繊維は栄養面でもエネルギー面でも価値がないカスとしてみなされていました。その後徐々に食物繊維の体内での良い効用が、実験により証明されてきました。野菜の主成分食物繊維と同時に、ビタミンやミネラルの面で脚光を浴び、第六の栄養素として定着するようになってきたのはつい最近です。

昔よりビタミンやミネラルは生体の新陳代謝を能率よく回すのに重要な成分であることはわかっていたのですが、最近は詳しいメカニズムが生物分子学的に明確になってきました。それでビタミンやミネラルを多種一定量含む野菜が、体の新陳代謝の為に、また細胞・器官の円滑な働きの為に、重要な栄養素となりました。あらゆる専門家が毎食一定量の野菜を摂りましょうと唱えているのです。

シニアにはなぜ野菜が必要か

シニアになれば、フレイルと称して自然に老化する箇所が出てきます。壮年の時のようにしっかりとした体の細胞や器官を維持できれば良いのですが、あらゆる体内の細胞・器官が老化し、酸化され、老化物の排泄量に対し、新規の栄養物質の供給または生産量が追い付かず、フレイルと称して細胞や器官が老化し、動かなくなり、致命的な生活習慣病や死に向かう病気となってしまいます。その基本的なものに食があり、バランスのある食事内容を毎回、毎日、または一週間摂っていれば、フレイルをそんなに気にすることはありません。しかし食の中で一番大切なのが、シニアにとっては野菜の量のとり方です。

野菜の効用は前項にも書きましたように、20項目あるように体の機能の大半を受け持っています。シニアにとって基準（1日350g）より多く摂っている人と少ない人に分かれているそうです。よって、毎日基準（両手を広げ、そのお椀の中に一杯）より少し多く頂くように努めれば、延命効果が必ずやってきて、元気・長寿が約束されると思われます。

全ての野菜に含まれる食物繊維という栄養素の重要な点は、多糖類や脂質の栄養素を包み込み包括する性質があることです。そのために糖類や脂質の吸収を遅らせ、特に血液内の食後の血糖値の急激な上昇を抑え、穏やかな上昇曲線を描くように血糖値を抑える効果があることです。ですから、食事中は主食や主菜を口に運ぶ際は、必ず野菜と共に食することです。野菜の食物繊維が主菜等の糖分を包み込み、血糖値を下げる役割を担います。それればかりか、食物に含まれる有害物質（有害菌、化学的な毒物）も吸着・吸収して、そのまま便へと排泄させる役割を持っています。

野菜にはエネルギーや脂質の過剰な摂取を抑える効果があること、更に生活習慣病の全般を予防する力があることなどが新しく報告されています。前にも述べましたが、野菜の食物繊維は、口に入ると良く噛む材料となり、噛めば噛むほど唾が出て6つの効能（1章のラスト項）が発揮されます。

フレイルやサルコペニア（第1章を参考）を予防するには食事が最も重要で、食材の中でもたんぱく質を重要視し、また抗酸化作用のある野菜類・海藻・キノコ類を多く加えたバランスの良い食事が望まれます。

次に具体的に野菜類や海藻類・きのこ類中の食物繊維が多く含まれる食材を列挙します。

野菜類・・・豆類（納豆、オカラ）、アシタバ、里芋、ソバ、ライ麦、キンカン、オクラ、カボチャ、大根、アボカド、トマト、プルーン、イチジク、ニンニク、ゴボウ、ニンジン、柿、リンゴ、梅、ラッキョウ、グリーンピース、パセリ、モロヘイヤ、キャベツ、タマネギ、ブロッコリー。

海藻類・・・ワカメ、コンブ、テングサ、キクラゲ、寒天、モズク、アカモク、ヒジキ。

きのこ類・・・シイタケ、エリンゲ、ナメコ、エノキダケ、シメジ。

穀類・・・ライ麦、ライ麦パン、雑穀ゴハン、大麦ゴハン、全粒粉パンです。

この内2から5点を毎日一定量摂れば、生活習慣病を予防できる元気な体作りに必要な食物繊維は十分だと思われます。

野菜の多くは生に限る

野菜の摂取する量は、生野菜にして一日350gで大皿山盛り一杯です。これだけの量を生で三食に分けて食べられるかというと、少し無理があります。そこで野菜を茹でたり煮たりして料理すれば、量は減るし食べ易くなります。但し、生で食べるのと茹でたり煮たりして食べるのは、栄養価値に少し差が出てきます。例えば、ほうれん草を１分茹でると、ビタミンＣは２５％、５分茹でると６０％減少します。重量は３０％減って７０％になり、食べやすくなります。しかし水溶性のビタミンＣやビタミンＢ群は水に溶けやすく、長く水に浸しておくと、また洗うだけで溶けだしてしまいます。ニンジンで２０％、ほうれん草で５０％、小松菜で７５％減少してしまいます。

大事なミネラルのカリウムも、水に溶け出る栄養素です。葉物のカリウムの減少率が大きくなります。カリウムを少なめに取りたい方は、良く煮ることで目的が達せられますが、カリウムを多く摂りたい方は、生のほうが良いと思われます。きのこや海藻類も、茹でたり熱したりすればカリウムがかなり減少（２０〜７０％へ）します。

生で食べられない野菜類は、ジャガイモ、イモ類、ホウレン草、ニンニク、モヤシ、ナス、タケノコ、ゴボウ、レンコン、ワラビ、ウド、ゼンマイ、フキ、これらの生野菜類は十分に水で洗ったのち、あく（加熱や米研ぎ汁や重曹などで）を除かなければなりません。

サラダのように生で食べるのをお勧めの野菜類は、キャベツ、レタス、トマト、キュウリ、ブロッコリー、カリフラワー、ケール、オクラ、大根などが代表的です。他にパプリカ、ネギ、ズッキーニ、トウモロコシ、小松菜、サラダ用ホウレン草、長芋、山芋、ピーマン、シソ、春菊、チンゲンサイ、パセリ、水菜、ゴーヤ、タマネギなど、かなり多くの野菜は、生でのほうがビタミンやミネラルをそのまま体内に入れることができます。しかし、生で食する前に一応軽く水洗いすること（野菜の細胞を傷つけない程度）をお勧めします。私も実行しております。

生野菜を食べるときは、カリカリと生の音が聞こえるのが何よりの楽しみで快感です。良く噛むことで色々な利点（前述「食物を噛むことの大切さ」参照）が得られます。また、βカロテンやビタミンE、ビタミンKを多く含む野菜類（ニンジン、カボチャ、赤ピーマンやモロヘイヤ）は油類（普通はドレッシングをかける）といっしょに摂ることができ、ビタミンAなど油溶性ビタミンの吸収率が良くなります。生ジュースで飲まれることも、大変良い習慣だと思います。野菜類や果物類は「旬」が一番良く熟れて、栄養価が高いのです。しかも一番安く、品数が最も多い時です。一番新鮮な品が近くの売店、スーパー、生野菜店で買えるのですから、それに合わせて「旬」の物を買う習慣を身につけましょう。

野菜類を発酵させて食品にする発酵食品の一つ、漬物類は保存食を兼ねたすばらしい食べ物です。漬物にすることにより食物繊維類は丸ごと摂取でき、またビタミンやミネラルも生のままの含有量で頂くことができます。野菜類を発酵させたことにより、善玉菌を腸内に取り入れることができ、更に新たにビタミンや消化酵素を取り入れることができます。酢漬けにしたピクルスやマリネの発酵食品も生に近い食物繊維を摂取できます。

生野菜を食べることのメリットは、野菜の栄養と色をそのまま摂れることです。また生野菜には生体に必要な酵素類（消化酵素や合成酵素）が多く含まれていますので、その酵素を体内に入れることも重要です。しかし酵素はたんぱく質なので、加熱すると、酵素の能力が失われて（失活）しまいます。よって、生のまま摂取したほうが良いのです。特に生のほうが抗酸化物質を多く摂れます。

低カロリーのうえにビタミンやミネラルの栄養豊富な野菜類は、美容や健康保全のためには欠かせない食材です。量が嵩張るのであればすり下ろし、ジュースやスムージーにすれば少しは摂りやすくなると思われます。

日本の発酵食品・・・味噌・醤油

日本の世界に誇る発酵食品に味噌や醤油があります。発酵食品は皆さんがご存知だと思われますが、微生物が主役で作った加工食品（自然食品）なのです。製品作りに微生物が関与している食品を発酵食品と呼んでいます。しかも大切なことは、その食品は自然自発的に作られ、それを創意工夫しながら伝統食品として今日まで受け継いできたことです。世界においても、日本にしても、一つ一つの発酵食品の起源は詳細にわからず、食べ続けてきたことは事実であり、主役の微生物の名前や形態なども分からず、ただ、製造発酵技術のみ秘密裏に受け継いできた感があります。

というのも、今ある発酵食品のほとんどの原型が、微生物が学問的に発見される以前の製造なのです。ワインにしてもビールにしてもヨーグルトにしても味噌・醤油にしても、皆紀元前や明治前の発明・製造です。発酵食品として主役を演じる微生物が発見されたのは、顕微鏡が発見されてやっと、微生物が形を表したのは十九世紀（明治初期）の後半でした。それまでは発酵食品という言葉さえなかったのです。

発酵現象は微生物の仕業であると研究実験で示したのは、かの有名なパスツール（仏・1861年）でした。発酵している煮汁を加熱し、空気を遮断したものには発酵が起こらなかった。微生物が死滅したからでした。その後、発酵している食品から次々と新しい微生物が発見され、発酵のメカニズムが明らかになってきました。また、病原菌もコッホ

（独・1876年）らによって次々と発見され、病気の予防に役立ちました。

　日本の発酵食品の中で、醤油の起源は一番古く、縄文時代と言われています。次に清酒が古く弥生時代にさかのぼります。醤油の原料の魚類は、大豆を原料する醤油より前に、東南アジアより伝わった（醤・ひしおという名で伝来）と言われています。しかし大豆を日本独特の麹菌で発酵させた大豆醤油は、ひしおより日本人に馴染んで広まったようです。大豆の栽培も、大陸より縄文時代に伝わっております。次いで米と麦の栽培は、弥生時代に日本に伝来しました。更に米や麦を使用して、醤油・味噌の種類が豊富になり、徐々に技術も発展してきたと思われます。室町時代には醤油は調味料として普及し、関西・関東へと伝わっていきました。庶民が一般的に使用しだしたのは江戸時代と言われています。味噌もほぼ醤油の経歴と同じで、江戸時代に一般化したと言われています。

　醤油・味噌とも黄麹菌のバラ麹を使う発酵技法は日本独特で、世界でも現在使われていません。なぜならば、黄麹菌（アスペルギルス・オリーゼ）は日本にしかいないカビ菌だからです。よって黄麹菌を国菌という人もいます。今、国外に黄麹菌が持ち出されているので、日本としては大きなマイナスが生じると思われます。

　味噌・醤油の生い立ちはこのくらいにして、味噌・醤油の食品としてどのように体に良いかを次の項で示したいと思います。

味噌・醤油の体への効用

味噌・醤油の原料は大豆、米、麦に分かれていますが、すべて主原料は大豆です。よって、味噌・醤油の栄養は大豆に起因すると言っても間違いありません。味噌には三大栄養素が多く含まれ、特に味噌汁は日本人の健康を支えてきたスープです。程よく脂質も含まれ、大豆に含まれるたんぱく質が多めに入っております。

味噌は固体として微生物で消化された糖分が甘みを添えて、半固体のすばらしいエネルギー源となっております。骨形成に必要なカルシウム、カリウム、亜鉛が含まれ、良い食材です。油溶性ビタミンEやビタミンK、水溶性ビタミンB_1、ナイアシンも含まれます。味付け加えれば食物繊維、大豆オリゴ糖と必須脂肪酸のリノール酸やリノレイン酸も含まれます。この二つの脂肪酸はコレステロールの改善や脂肪低下作用、抗アレルギー作用を促します。特に大豆に含まれるリン脂質成分は、レシチンとも言われ、痴呆症の予防や肝機能改善作用を行います。味噌・醤油製造中に働いている酵母菌からビタミンB群が生産され、糖尿病の予防に貢献しているデータも出ています。

次に味噌・醤油中の大豆イソフラボンが、発酵によりヒドロキシイソフラボンに変わり、抗酸化能が強くなる異性体ができることです。このヒドロキシイソフラボンは熱にも強くなるので、味噌汁にすると熱湯にも耐える効力を発揮されるようになりました。これは大発見です。但し、味噌汁に存在する乳酸菌は死ぬ可能性が大きいです。イソフラボンは女性ホルモンの代償としてあまりにも有名ですが、女性で40代を超えれば必要な食品栄養素です。イソフラボンは抗酸化力が強いので、毎日一定量食することで体が酸化されるのを少しでも食い止めることができるでしょう。また、抗腫瘍作用（特に大腸がん防止）、血液降下作用にも効果を発揮します。

味噌汁のおいしさは、大豆からくるグルタミン酸が関与しており、その一部がグルタミンの原料になり、免疫細胞や腸管粘膜細胞のエネルギー源となり、免疫力をアップする作用があるとの報告もあります。徳川家康は三英傑の中で一番長生きした武将です。家康は食事にこだわった人で、特に中部地方の味噌を三食愛用していたそうで、天下を取れたのもそのせいだと言われています。それほど家康は健康を重視していたのです。

醤油の色はメラノイド反応によるメラノイジン色素で黒褐色でありますが、この色素は抗酸化力が強く、抗がん作用もあるという報告が多くでています。

最後に、日本で唯一の味噌の神が宿る神社（713年～）があります。熊本県熊本市の味噌天神という電停名も残っており、菅原道真を祭る小さな味噌天神神宮です。

日本の発酵食品・・・納豆

世界に誇る日本の発酵食品の一つに納豆があります。納豆は歴史的に見ても、日本人の健康と長寿を守ってきた発酵食品であるといえます。

納豆は稲作が始まる弥生時代に起源をもっています。当時は稲に自然発生する微生物を利用して、蒸煮大豆を藁つとに包んで発酵させると、ねばねば納豆が作られていたと記されています。鎌倉時代より徐々に広まり、江戸時代では朝の納豆売りが大繁盛していたとも記されています。しかし、納豆の起源は西南アジアということを見出したのは、著者の恩師、上田誠之助九大名誉教授でありました。それは納豆プラスミドを分析することによって判明されました。

江戸時代から明治時代に入ると、多くの県でネバ納豆の製造が広まりました。そして、「納豆食うは、医者いらず」「ぼけたくなければ、ネバ納豆」「納豆は通じをよくする」「納豆の好きな子は骨が硬い」「風邪ひき始めは納豆汁」「酒は百薬の長、納豆は百肴の王」と現在も伝えられています。

納豆製造で他の加工食品と最も異なる製造点は、食品添加物を一切加えないことであります。すなわち、蒸煮大豆にパック詰めした後、９０℃前後の高温で微生物（納豆菌）を添加し、その後、中温で生育・発酵させて製造することです。途中で雑菌が入る余地がなく、雑菌が入ったとしても即座に殺菌され、安全製法が貫かれています。

次に栄養面は、完全食とは言えませんが、スーパーフードとして君臨しています。研究すればするほど体の良い効果をもたらす成分が見出されています。納豆は離乳食からシニア食までなくてはならない栄養食といえます。たんぱく質を多く含む三大栄養素がぎっしり入っております。主要ミネラルのカルシウム、カリウム、マグネシウムが多く、微量ミネラルの鉄、亜鉛、銅もしっかり入っております。主要なビタミンもビタミンＢ群を筆頭にビタミンＥ、ビタミンＫが微生物によって増幅して生産しております。特に納豆菌（バチルスナットー）はビタミンB_2を原料大豆の5～6倍多く合成生産します。ビタミンKはミネラルを骨に変える重要なビタミンです。中でも納豆は食物繊維が多く、大豆オリゴ糖として、腸内善玉菌の餌（プレバイオティクス）になり、腸の調子を整える成分です。

その他のすばらしい成分として、納豆菌が発酵生育中に、菌の生体外に出す消化酵素が大変多く（アミラーゼ、リパーゼ、プロテアーゼ、セルラーゼ、など20～30種）、人の3大栄養素を分解し、分解物から新たな生体成分へ合成するために大いなる補助を成すことです。

以上が納豆の栄養学的機能性で、世界一の発酵食品です。

納豆の体への生理学的機能性

納豆の第一の機能性は、腸内の菌叢を改善する、世にいう整腸作用です。その作用を専門的に言うと「プロバイオティクス」と称し、善玉菌として働くことです。

善玉菌には乳酸菌やビフィズス菌などがありますが、この納豆菌＝バチルス・ナットウ菌も善玉菌に入り、整腸作用を行います。善玉菌の条件は体の為に良い体質を体に与えることです。今、見出されている善玉菌の中で、納豆菌が最も多くの有益な作用を与えていると思われます。ヨーグルトで乳酸菌など多く摂っても、腸に届いて善玉菌となりえるのか、途中の胃酸で殺菌されるのではないかとの疑問が多く湧いていました。最近はこの酸に耐える乳酸菌が発見されていますが、まだ不十分のようです。それに引き換え納豆菌は、耐酸性耐熱胞子を作るので、母体が酸で死んでも、対酸性胞子が大腸まで届くことになります。胞子は腸に届くと発芽して増殖を繰り返します。よって、乳酸菌より納豆菌の整腸作用のほうが良好との実験結果が出ております。

整腸作用として便秘解消、また下痢や腸炎・腸内のがんを予防する効果が判明しております。納豆菌が大量に繁殖することにより、免疫効果が向上し、病原菌や食中毒菌の繁殖を妨害するとの結果も得られております。整腸作用は美腸に通じ、健康を維持する第一の条件ではないでしょうか。

第二の機能性は、須見博士が見出した血栓溶解作用です。医師が使用していた血栓溶解薬「プラスミン」より強い血栓溶解能力を納豆が示したからです。須見博士がテレビに出た翌日はドッと納豆売り場に殺到し、納豆売り場が空になったというエピソードが続出しました。その成分は、初めキナーゼと言われていましたが、現在はプロテアーゼの一種と判明しました。

子供たちは喜んでネバネバ納豆をかき混ぜて納豆の糸を多く作りますが、この納豆の糸にも機能性があることが分かりました。納豆の糸は二つの成分で成り立っております。一つはポリグルタミン酸で、もう一つはレバンです。ポリグルタミン酸はうまみ成分グルタミン酸ナトリウムの成分となります。よって、納豆の旨味はこのグルタミン酸から来ていると言えます。納豆の糸の成分であるポリグルタミン酸の機能性は、骨を形成する時の血栓予防作用や老化防止作用もあることが分かりました。

一方、レバンはフラクタンとも言い、糖のフラクトースから成りたっている高分子です。レバンは花粉症、気管支喘息、皮膚炎などのアレルギー抑制効果や抗腫瘍性、血栓予防効果が見出されています。納豆の糸だけでも生体に立派な効果があるのですが、糸は微量ですので毎日食べてこそ効果があるものと思われます。

更に納豆菌には「ピロロキノリンキノン（ＰＱＱ）」が生産され、パーキンソン病の治療薬として注目されている物質です。

納豆はこれだけの多くの機能を持っていますが、さらに大切な成分を含んでいます。それは必須脂肪酸です。リノール酸とリノレイン酸は必須脂肪酸ですが、どちらか一方を摂り過ぎるのも良くはありません。生体研究者によれば、リノール酸：リノレイン酸＝５：１が理想ですが、納豆は５：１です。豚肉は４：６、牛乳は２：１です。納豆のような理想的な必須脂肪酸を摂れば、血管壁を柔軟に保ち、コレステロールの酸化を防ぎ、動脈硬化を防ぐ効果が得られます。

もう一つ重要な作用を納豆は持っています。大豆に含まれる成分ですが、納豆にはリン脂質が含まれて多くの作用を果たします。レシチンという俗名で呼ばれています。リン脂質は、生物学的には全ての細胞膜の主原料ですが、脳の伝達物質アセチルコリンと密接な関係があり、老化するにしたがって、すなわちシニアになると、このアセチルコリンが不足して、記憶などの伝達が鈍ってくると言われています。

レシチンはまた、生体では界面活性作用を示し、ホルモンの材料にもなっております。原料になるリン脂質レシチンを十分に摂ることをお勧めします。その第一の食品材料が大豆製品で、納豆もその一つです。

日本の発酵食品・・・甘酒の効用

日本の発酵食品は数多くありますが、その中で、甘酒と清酒・焼酎に限ってこの項と次の項で述べさせてもらいます。

この3つは全て酒に関する製品です。しかし、甘酒はアルコール分がほとんどゼロで酒の分類には入りません。甘酒の起源は『日本書紀』により1300年前に遡り、夏に一夜で製造していたという記録が残っています。やはり日本酒の製造と同じく、黄麹菌ででんぷん（蒸米）を糖化して作られていました。糖化後は、アルコール発酵を促す酵母菌は加えません。よって甘酒はアルコール分がほとんどゼロに近いノンアルコール飲料であります。

甘酒の、体に効果ある作用は、「飲む点滴」と言われているように、栄養分の補給であります。甘酒の主たる成分はグルコース（ブドウ糖）で、わずかばかりのオリゴ糖が含まれ、多くは糖類です。脂質はほとんどゼロに近く、たんぱく質は糖質の1割程度です。たんぱく質が低分子に分解したアミノ酸がわずかばかり含まれます。ビタミンB群も含まれます。

甘酒には多くの酵素が含まれますが、出荷時に熱処理されていますので酵素活性を失っていると思われます。それに引き換え熱に強い麹酸やフェルラ酸が強い抗酸化能を示します。甘酒が「飲む点滴」と言われるのは、今述べたように色々な栄養素が含まれるからです。特にグルコースとマルトースは、点滴の主成分であると同時に、わずかの量ですがビタミン類やミネラル類（ナトリウムに代わる電解質）も含まれ、十分な熱量補給に適しています。

以上の点で、甘酒は疲労回復や夏バテ防止の栄養剤として飲まれています。特に冬場の甘酒の飲用は、体内を即座に温める役目を持っており、血液循環が早めになり疲労回復、美容効果にも役立つと思われます。加工用添加物も一切入らず、乳幼児の自然な飲料としても適しています。

日本の発酵食品・・・清酒・焼酎の効用

日本の発酵食品の中で、清酒や焼酎の醸造製品は世界に誇る発酵食品であることをご存知でしょうか。どうしてと思われている方が多いと思われます。

第一に、製造工程技術が最高に手が込んで優れていることです。次に酒自体が優れた飲み物であることです。味と香りについてバラエティ豊富な種類があることです。清酒も焼酎も和食と共に発展進化してきましたので、日本の米文化の歴史ともいえます。清酒・焼酎とも世界への輸出量は右肩上がりに伸びています。特に清酒は、世界で今後一大ブームを引き起こす可能性があります。

縄文末期、または弥生初期時代に伝わった米を、(巫女の)唾液の酵素で糖化(口嚙み)し、野生酵母によってアルコール発酵させて作ったと言われます「口嚙みの酒」が起源と考えられ(前述の恩師上田誠之助の著書より)ています。

さて、清酒の優れた製造技術は、水・米も土地に合ったすばらしい原料を使っています。水は鉄分の少ない硬水を使用します。米は、大粒の「心白(でんぷんの隙間が多い)」のある米(代表は山田錦)は、内部まで「はぜ込み(麹菌の菌糸が米の内部に入り込む)」が良く、糖化しやすく、雑味の少ない日本酒が出来上がります。

最も世界に誇る日本酒の醸造技術は、次の4技術を組み合わせて同時発酵させることです。①並行複発酵　②3段仕込み　③高濃度仕込み　④低温発酵です。この4つについて、詳細は複雑で時間がかかりますので省略させていただきます。これらは歴史的に江戸時代より研ぎ澄まされてきた技術と言えます。特に大正・昭和時代に活躍された「酒の神様」と言われる野白金一氏（熊本県酒造研究所内に銅像あり）が、小さな技術により吟醸酒まで野白氏の酒の技術改良はすばらしいものがありました。今は生酒がもてはやされていますが、野白氏の袋によるろ過技術により多くの需要となりました。

一方、酒のおいしさも複雑になり、裏ラベルに示される詳細な記事（情報）の中に＋（プラス）－（マイナス）で示される数字の前のプラスは辛さ（糖が少ない）、マイナスは甘さ（糖が多い）の度合いを示す数字です。裏ラベルなどの表示をよく読んで購買してほしいと思います。

日本の焼酎の発展も目を見張るものがあります。特に最近は低温蒸留（４０～５０℃）が主流になり、いろいろな香りを放つ焼酎ができるようになりました。低温蒸留により、主な香りの良い成分であるエステル類が多く留出されるのです。さらに、悪酔いの原因の一つであるフーゼル油の雑味のある留出が少なめになります。それで低温蒸留が好まれるようになりました。

現在は日本酒及び焼酎醸造会社の製品について甲乙つけがたい製品ばかりで差別が付き

にくい現状です。私事ですが、以前十数年間、九州南部での酒類鑑評会（清酒と焼酎）に評定（審査）員として出席していましたが、百や二百の製品の区別が非常に困難でした。焼酎は洋酒などとミックスでき、ソーダや果実酒や果汁ともミックスして自分好みの酒にしやすいお酒です。

ここで重要なことは酒類のカロリーです。次のカロリーを参考にしてください。ビール一杯およそ76キロカロリー、赤ワイン100ミリリットル70キロカロリー、日本酒一杯（一合）190キロカロリー、焼酎（25％）一杯252キロカロリーです。一杯は180ミリリットルで、コップ一杯やお茶碗一杯に相当します。よって日本酒一杯はご飯一杯に相当し、焼酎一杯はご飯1・3杯のエネルギーになってしまいます。よって、お酒を飲む際はご飯抜きで食事することが賢明です。酒とごはんはエネルギーの摂り過ぎになります。しかしお酒は、生体内の分解の途中で糖分であるグルコースにはならなく、水と炭酸ガスに分解されるのみです。よって直接糖尿病になるリスクは少なく、多飲のアルコールが肝臓を害して、その後糖尿病になるケースが多いようです。

一般に日本人は酒（アルコール）に弱いと言われています。それは遺伝子検査で分かると言われています。皮膚に貼るパッチテストで、酒に強いか否かのおおまかな区別もできます。日本人はアルコールに中間的に弱い人が多く、少量の晩酌を楽しむ民族で、平均寿命が長いのではないかとの学説も出ています。

話は飛躍しますが、お酒の体に対する良い面を述べてみます。百歳を超す長寿の人の中には、少量の晩酌などを愛飲しているとの調査結果もあります。第一のアルコール類の人体に対するメリットは、血の循環を早めて体を温める効果です。アルコールは高いエネルギーを持っています。ほとんどの方は飲むと血行が良くなりほてり始めます。血行が良くなると免疫力が高くなります。例えば風邪を予防し、風邪の引き始めは免疫力がアップしてすぐに平常に戻ります。

酒は胃に刺激を与え、胃液の分泌を促し、食欲を増進させ、たんぱく質類が欲しくなります。ついつい食べ過ぎになりますので注意が肝心です。

晩酌によりストレスも解消される方が多いようです。同席の仲間と分け合って話すのもその一例と思われます。酒のストレス解消作用は大変大切な重要な作業と言われています。また同席する仲間の数や質によって解消具合が異なると思われます。就寝前の興奮気味でのストレスは、少量の酒が気分を解きほぐし、良い就寝を誘うこともあります。

酒の効力の一つとして、疲労回復にも役立つ場合があります。

次に最近の研究結果では、アルコール類の生理効果が注目されています。一時代前には赤ワインの心筋症防止効果が明るみになりました。「フレンチパラドックス」という調査結果であり、ワイン中に含まれる抗酸化性のあるポリフェノールの発見でした。日本でもその直後、酒研究者や食品研究者たちは、赤ワインの赤色色素アントシアニンの抗酸化性について研究を重ねてきました。私もこの研究に加わり、学会のシンポジウムテーマにして仲間と発表し、さらに専門書『アントシアニン―食品の色と健康―』も発行しました。

世界も日本も、酒中に含まれる抗酸化物質によって、食品成分による生体機能性研究が発展継続されているのであります。その後、酒類に含まれる多くの抗酸化物質や抗がん物質、さらに炎症・アレルギーを抑制する物質や肌荒れ・美容効果がある物質が次々と明らかになっています。

第3章　病気にならないために・病気から解放されるために（しっかりした食事内容が必要です）

ウイルス等の感染症になりにくい人

この3年余、猛威を振るっている新型コロナに罹りやすい人とそうでない人とに分かれています。コロナに罹りやすい人は、栄養学的に言えば低栄養摂取者と言える人です。しかも、体の弱い人ほどコロナの重症患者になりやすく、生存率も低く留まっています。もし、新型コロナの陽性になっても、十分栄養を取っている人ほど軽度で済みます。また、罹る前に活動的に働いていた人は、あまり活動的でなかった人の2倍も入院・死亡リスクが少ない値です。

すなわち、体調変化が悪く重い人ほどコロナに罹りやすく、重症となる傾向です。体調に変化がある人、例えば生活習慣病や基礎疾患を患っている人やその程度が重症である人ほど、コロナに関して重症になりやすく、死亡率が高いのです。肥満で高血圧、糖尿病、脂質異常症など生活習慣病の複数の病名をお持ちの方がウイルスなどの感染症になりやすいのです。逆にそうでない人、特に生活習慣病でない方はコロナなどの感染症に罹りにくいと言えます。

風邪、特にウイルス性のインフルエンザなどに罹ると、免疫細胞の好中球は大量の活性酸素を出して、多くの臓器にダメージを与えます。高齢者がコロナやインフルエンザに罹り肺炎を引き起こし死に至った例は多数です。そのような例にならないためには、前述しているように、健全な体つくりを日頃から心がけなくてはなりません。まず、バランスの取れた食事をする事に努めましょう。

その一つとして、良質なたんぱく質、ビタミン、ミネラル、食物繊維を十分摂り、体の新陳代謝を大いに活発にし、抗酸化成分で体を浄化しておかねばなりません。甘い物が好きな人、タバコを好む人、運動習慣の少ない人、食事に関心のない人が、コロナのような感染病に罹りやすいと言えるのではないでしょうか。免疫力の強い人や血液の循環の良い人、整腸作用に常に関心のある方は、新型コロナやインフルエンザのようなウイルス感染症には罹りにくいと言っても過言ではありません。ですから、病気と食は密接な関係があり、まず食によって健全な免疫力の強い体をつくっておくことが大切です。

骨粗鬆症にならないために

第1章の初めに、骨と骨粗鬆症について大事な点を書きました。シニアの骨はスカスカで密度は軽く、ある時、つまずき転ぶと、スカスカの骨に傷が入ったり折れたりすることを書きました。姿勢も大切です。このスカスカの状態の骨を骨粗鬆症の骨と一般的に言うのです。

骨の素材はカルシウムとマグネシウムのみならず、構成成分として銅や亜鉛、マンガン、モリブテンなどのミネラルが必要なのです。もう一つ骨の大切な素材はタンパク質であります。これらの素材を組み立てる体の中の道具として、ビタミンDが必要なのは小学生でも知っています。ですが骨を作る道具の一つ、ビタミンは、ビタミンKとビタミンCがさらに必要なのです。

これらがそろって十分に働いて、アパタイトすなわち骨が出来上がります。その骨の形成は、破骨細胞と骨芽細胞が食の状態に影響されながら、毎日数万の骨細胞が破壊され除去される一方、新しく骨細胞が生まれ出ています。骨もやはり新陳代謝が行われ、古い骨細胞は代謝され、新しい細胞へと数年かけて入れ替わるのです。よって、まず骨材料の10種近くの栄養素を毎日十分に摂り続けなければいけないのです。1日、1つでも少なめになると、強いアパタイト骨が形成されません。骨粗鬆症にならないためには、本当は非常な努力が必要なのです。シニアはそれでも食が細いと言われていますので、体を活性化するためには十分な食材料の摂取が必要です。

では、例としてどのような食材かを示します。

第一の栄養素はカルシウムとマグネシウムです。多い食材として、牛乳、チーズ、小魚、大豆製品（納豆、豆腐、豆乳、がんもどき）ゴマです。これらの食材には他の必要なミネラルも含まれています。

次いでビタミン類は、キノコ類、海藻類、野菜類です。第三は軟骨形成に必要な良質たんぱく質（肉類、魚類、大豆製品、乳製品）です。これら3群は毎日十分に摂ってほしい骨形成食材です。

その他の食材として、オートミルやシリアル・小松菜もカルシウムなどミネラルを含む食材です。

ビタミンDを摂るには適度に紫外線を体に浴びる（夏15分、冬30分程度）と良いでしょう。シイタケも路地干しでなければ自宅で日光浴（２０～３０分程度）をさせましょう。ビタミンKは重要な骨形成ビタミンであります。納豆から多くのビタミンKが得られます。

認知症（旧痴呆症）にならないために

ボケと認知症は明らかに相違点が多いのです。ボケは老化の自然的現象に過ぎませんが、認知症は記憶の脳細胞、特に神経細胞が劣化または壊れて、異常なたんぱく質（アミロイドβ）の蓄積が起こっております。脳に老人斑ができ染みとなっています。このアミロイドβの蓄積現象が多くなれば、アルツハイマー型認知症として認定でき、シニアの認知症の大半を占めています。推定統計学によれば、数年後には認知症の方はシニアの中で半数の一千万人に達すると言われています。男性よりやや女性に多い傾向があります。また、生活習慣病などの基礎疾患のある方は、認知症になるリスクが大きくなります。

アルツハイマー型認知症の一般的特徴は、時間や場所が分からなくなることです。今何時か、朝か夕方か、家にいるのか、公園にいるのか、友達といるのか、伴侶といるのか、また過去に経験した体験そのものを忘れてしまいます。経験した出来事の一部が完全に抜け落ちたように空洞化してしまいます。数分前に聞いた事や尋ねたことを忘れてしまい、幾度となく問い直す事が良くあります。

症状として、意欲の低下や怒りっぽくなり、妄想に取りつかれて「財布を盗られた」とか「朝食を食べていない」とか、居場所が分からず独り徘徊するようになります。性格には精神的に非常に不安が続き、うつ状態やこもるようにもなります。ですから、認知症の方と話し合う場合は、愛情をもってこまかな気配りをしてゆっくりと話し、不安を少しでも取り除くように接することが重要です。

認知症と思われる場合は、気分転換となる趣味を新たに持つように仕向け、外へ連れ出し、一緒になって季節感や風景を楽しむようにしたいものです。とにかく、脳をより活性化するように、色々な楽しみを見出すようにしたいと思っています。特に食事には気を付けたいものです。

一般的に痴呆症を予防し、減少させるための食事内容があります。それは脳の細胞になる栄養成分を多く摂ることです。また、脳が欲している栄養素もあります。脳の血流をよくする油脂は、青魚に多いＤＨＡ（ドコサヘキサエン酸）とＥＰＡ（エイコサペンタエン酸）です。この血栓予防の栄養素は、認知症予防の栄養素でもあります。新鮮な青魚を食べることで予防できると思われます。

次にボケ防止のところでも記しましたが、卵と大豆に多く含まれるリン脂質（別名レシチン）は、認知症を予防する栄養素でもあります。また、レバー（鶏、牛、豚、魚）、牛肉、ベーコンにもかなり多くレシチンは含まれます。

抗酸化作用を持ち、脳の働きを良くし、ＬＤＬを減らすアスタキサンチンもまた、認知症予防や改善の栄養素でもあります。アスタキサンチンは鮭やイクラ、エビに含まれる赤い色素（カロテノイドの一種）の栄養素です。

更に付け加えると、抗酸化ビタミンや抗酸化ミネラルやフィトケミカル類の抗酸化栄養物（野菜・海藻類）などをこまめに摂ることをお薦めします。疲労回復（特に目）や動脈硬化の予防に良い結果が出ています。

このような栄養素を、本来は認知症になる前から日常的に食事の中の一部として摂ることが一番大切なことと思われます。

最後にもう一つ、認知症にならないための作業は常に新しい知識を得るために脳を使うことです。本を読む、音楽を聴く、新しい趣味に挑戦、脳トレに挑戦、人と良く会話することです。新しいことに挑戦することは、脳を活性する最も大切な作業です。認知症になってからでは遅いのです、なって慌てるよりも、科学的な知識をフル動員してでも予防したほうが賢明です。

私は、健康寿命を延ばし、元気で寿命を延ばすには、二つの病気から常に解放されていることだと思います。それは、骨粗鬆症と認知症です。この二つから免れている間は、他人の世話にならなく、自立して生活し、好きなことができる時間を多く持つことができると確信しております。シニアは孤立することにより認知症が発生しやすいので、趣味などを生かしながら、できるだけ多くの人と会話したり楽しんだりすることが重要だと思われます。これらについては、後述4章の「シニアは孤立しないこと」「戸外や室内で趣味を増やそう」の項をご覧ください。

虫歯・歯周病を防ごう

虫歯は虫歯菌によっておこる病気です。歯のアパタイト（主にリン酸カルシウム）が糖類（ショ糖など）を好む虫歯菌（ストレプトコッカス・ミュータンス）によって溶かされ、プラークが生じ、更に穴が開く病気です。食べかすの一部が歯に残り付着すると、特に糖を餌にしてミュータンス菌が繁殖し、酸を出してカルシウム質やリン質を溶かし始めます。初めは表面のエナメル質に小穴が生じますが、だんだんと深くなり、柔らかい象牙質に達すると、間もなく神経細胞と出くわすことになり、激痛が歯に走ります。

シニアになると、食べ物のせいで骨自身の硬さがなくなりスカスカとなる、骨密度の軽い骨が多くなり、歯の骨も骨粗鬆症になり易い骨に変貌しています。更に、シニアになれば、歯茎が下がり、歯の根の部分がより露出します。そうなれば、その露出した側壁の象牙質に虫歯菌が繁殖し、弱い酸で容易に溶かされ、根もとがう蝕となってシニアを苦しめます。ひどい場合は抜歯しなければいけないことになりそうです。甘い物を好むシニアは注意しなければいけない病気です。

一方、歯周病は歯茎に細菌の歯周病菌が繁殖し、炎症を起こし、周りの組織を破壊していく病気です。更に病気が進むと、歯を支える骨を溶かし、歯がぐらつき、抜けてしまう病気でもあります。歯周病を引き起こす細菌は、虫歯菌とは異なり、アクチノバチルス・アクチノマイセテムコミタンス（A・A菌）やポルフィロモナス・ジンジバリス（P・G菌）、トレポネーマ・デンティコーラ（T・D菌）など多数の種類が知られています。これらの歯周病菌は、歯石の中で繁殖しながら毒素を振りまき、歯肉に炎症を引き起こします。ついに、骨まで届くと、それを溶かしてぐらついてしまいます。

重要なのは、歯石を最初に取り除くことです。歯石は食べかすが歯垢（プラーク）となり石灰化してできます。歯石を取り除くことにより歯周菌に住処を与えないことになります。歯に石灰化は常に起こりますので、歯磨き粉や歯ブラシ、その他の方法で食後は掃除して食べ粕を除くことです。シニアになれば、時々歯石や歯垢を取り除くために歯科へ足を運ぶことです。

最近、歯周菌の一つにフソバクテリウム・ヌクレアタがいて、大腸がんの進行に関係しているとのニュースが飛び込んできています。

もう一つ重要なことは、食によって強い歯をこしらえておくことと同時に、虫歯や歯周病にならない歯を維持することです。食による強い歯を作り、維持するために、関心があるならば、以前書き記した「シニアには骨を大切に」と「骨粗鬆症にならないために」をもう一度読み直してはいかがでしょうか。

さらに、唾液の分泌の良い人は、多くの体の病気を防御することもできます。そのことは前項の「食物を良く噛むこと」にも記述済みです。噛むことは唾液を多く出し、殺菌作用をも促します。

歯は食の入り口です。ここからしっかりと学び始めることが大切です。殺菌作用のある緑茶を食後毎回飲むことさえ、虫歯や歯周病を予防する効果があります。乳酸菌飲料なども虫歯菌の殺菌作用があります。小魚、海藻、大豆、ブロッコリー、ゴマなども、虫歯・歯周菌予防やそのリスクを縮める食材ともなります。

砂糖の代替甘味料が市販されています。キシリトールやソルビトールなどの糖アルコール類です。この糖は歯垢をほとんどつくりません。また虫歯菌も増えません。ガムや和菓子に使用されております。またパラチノースやマルチトールも、糖尿病や肥満防止のための特定保健用食品に属する抗蝕性甘味料です。砂糖などの自然食品が食べられないのなら、加工食品を選べる時代です。

高血圧になる前に栄養を

以前第1章で、高血圧は老化現象から派生すると書きました。特に活性酸素で血液中に流れる物質（コレステロールや血小板など）が酸化され、粥状物質となり、血管壁に接着されて、血管が硬化し、血管の弾力性がなくなり、高血圧となることを記しました。血管壁に吸着物質が多くなると、血栓となって血管を塞ぎ、脳溢血や狭心症や心筋梗塞を起こす場合があります。

高血圧は種々の原因から起こります。喫煙、アルコール、遺伝・体質、ストレス、過労、運動不足によって高血圧となる場合もあります。塩分によって高血圧となるので『塩分を控えなさい』とある医師が良く主張されていますが、そんなに単純なものではありません。

特にシニアにとっては高血圧になるのは当たり前で、壮年期で130mmHg（以後省略）値が、60歳代や70歳代になって徐々に140値や150値になって当たり前です。血圧は場合によって、一日内でも軽く20~30値上下します。一度の測定値で判断してはだめです。

私の場合、医師が１６０値なので高血圧と判断され、毎日毎朝血圧の薬を飲むように言われました。そして、『高血圧になれば一生薬を飲み続けなければなりませんよ、ほっとくと更に高血圧症が進み、死が近づいてきますよ』と勧告されました。私が７１歳の時でした。４年間薬を飲み続けても、時に１８０値は出ていました。けれども、私は5年目に薬を断ち切って、平常値に血圧を戻すことができました。今１３０値ぐらいを維持しております。その間、塩分は１０年、２０年前と同じく多く摂っています。現在は特別に市販の薬や健康食品も使っておりません。平常に戻ったのは、日常の食のせいでした。

では、私が特に高血圧になって意識的に食の内容に注意しだしたことを記します。生野菜を多く摂取するようにしました。ニンジン、キャベツ、白菜、玉ネギ、春菊、バナナなど。その他として、納豆、豆腐、ワカメ、根昆布、トロロ昆布などを摂取しました。

まず、野菜類には抗酸化物質が豊富に含まれ、生体物質の酸化を防いでくれます。また、野菜にはビタミン類やミネラル類が豊富です。納豆は以前記したように血圧を下げる栄養素が満杯です。更に血栓を溶かすズブチリシンやフラクタン、アンジオテンシン変換酵素阻害ペプチドなどが含まれ、血圧を下げる効果を果たしています。海藻類にはミネラル類が豊富です、特にカリウムが豊富でナトリウムを排除し、血圧を下げる役割があります。

高血圧患者の一人の見本のように、私は自力で高血圧症を普段の食事によって落とすことができました。

血圧が高いままに放置しておくと、血管が脆くなり動脈硬化を引き起こし、更に死因の高い（がんに次いで2位と3位）脳卒中や狭心症となってしまいます。そうなる前に、第4章で書きましたように、一定時刻に毎日、または定期的に血圧記録を取りながら、食と健康管理をしましょう。今、高血症でない方は、将来の為に日頃から、私のように科学的根拠に基づいて食事内容を変えれば、高血圧症から免れるかもしれません。実践されてはいかがでしょう。

動脈硬化にならないために

動脈血管（壁）が硬くなるのが動脈硬化です。その原因の主な一つは、動脈の血管の中で血管中を流れているコレステロール（特にＬＤＬコレステロール）が、活性酸素や過酸化脂質などにより酸化され、次々と血管壁に接着が起こり、粥状になって血管に膠着するとプラークを形成し、血管が徐々に狭くなり、血流が悪くなる現象が生じます。コレステロールの体にとってはなくてはならない重要な役割については、第1章に記していますので参照ください。

悪玉コレステロールと元言われていたＬＤＬ（低密度コレステロール）が末端細胞に運び込まれ、重要な生体への役割があるにしても、その途中の血管を流れる間に活性酸素や過酸化脂質の為にＬＤＬが酸化されてしまうのであれば、ＬＤＬの摂取量の多いほうが少ないよりも、より多く酸化ＬＤＬになってしまいます。これにより柔軟だった血管壁がより硬くなり、動脈硬化と呼ばれる現象となってしまいます。

また、次のような病症からも動脈硬化が促進されます。脂質異常症、高血圧、喫煙、肥満、糖尿病、ストレス過多、運動不足などです。

具体的に動脈硬化にならないように、日頃の食べ物として、鳥ムネ肉、牛ヒレ肉、豚ヒレ肉、ＥＰＡやＤＨＡ、青魚（イワシ、マグロ、アジ、ブリなど）、豆腐、納豆、ミソ、コンニャク、キクラゲ、ヒジキ、ワカメ、シイタケ、エゴマ油、亜麻仁油です。

植物一般に含まれるフイットケミカルとして、タマネギ、ブルーベリー、大豆、ゴマ、オリーブオイルにも抗酸化物質が多く含まれ、動脈硬化の発生を防止します。トマトやカボチャのようなカロテノイドを含む食品や、海藻類も動脈硬化を防止します。

動脈硬化を予防することは血管を強くすることでもあり、また血流を常にさらさらに保ち、高血圧症にもならないことにも通じると把握しなければなりません。

この中で特に、動脈硬化に関係するビタミンKが納豆に多量に含まれることを付け加えておきます。また、魚の油は熱に弱いために、なるべく火を通さずに生で刺身にして食べることをお勧めします。青魚や刺身を食べる際、ビタミンCやビタミンE（油の酸化を防止するため）を含む野菜類をできるだけ多くの量摂るようにしましょう。ただ、糖分を過剰に摂ることにより、インシュリンが不足し、糖尿病へのリスクを大きくしますし、肥満を導き、血管内部の壁を糖化し、酸化と並行して動脈硬化が起こります。更に付け加えるならば、運動（例えばウオーキング３０～６０分程度やストレッチ体操など）を毎日または週に2～3度し、運動不足からくる体の強ばりをできるだけ解消し、ストレスを取り除くことをお勧めします。

糖尿病にならない工夫

糖尿病は三大生活習慣病の一つで、初期は自覚症状のない病気（サイレントキラー）です。血液中の血糖が増加して一定値以上になると、糖尿病と判定されます。例えば空腹時血糖値が１２６ｍｇ／ｄｌ、またはヘモグロビンＡ１ｃが６・５％以上の場合です。現在は血管に２４時間、針を刺してのモニターでデータを取り判定する場合もあります。

糖尿病はインスリンの分泌が悪くなり、血液中に糖量（グルコース）が多くなることであります。普通は食後、血管内に糖が多くなると、インシュリンが分泌され、糖をエネルギーに変えて血液中の糖量を減少させます。しかし糖量が多い場合（糖尿病）は糖が消費されず、活性酸素と共に血管に衝撃を与え、足や手に痛みやしびれが生じます。時には頻尿となり、喉が渇く症状が出ます。また、ひどくなると、手足などに神経障害が出たり、眼球に網膜症が出たり、また、腎症となり、合併症が起こります。特に毛細血管がダメージを受けて、酸素や栄養が運ばれなくなると手や足に神経障害が発生します。糖尿病になると心筋梗塞や脳梗塞になるリスクが高く、寝たきりになり、命を落とすこともしばしばです。高血圧の人は併発症をおこしやすく、腎臓透析へと導かれる場合もあります。糖尿病の恐ろしさは合併症にあります。これらの併発症をおこさないように、糖尿病にならないためには、初期の状況を把握し、日ごろから糖尿病にならないような食を摂るように心がけましょう。

簡単に言えば、糖分の過剰な食事を控え、バランスの良い食事を摂ることが第一でしょう。

次に、抗酸化物質の多いビタミンやミネラル、そしてフイットケミカルを毎食多量に摂りましょう。特にビタミンD（キクラゲ、アンコウの肝、サケ、サンマ、シイタケなど）は血糖値を下げる効果があるビタミンです。血管を強くするのを助成します。また、動脈硬化を防ぐデータもあります。

喉の渇きを防ぐには、えんどう豆の煮ものを常食にすると、糖尿病まで治癒する場合があります。具体的な食材は、以前記した抗酸化物質、抗酸化ビタミン、ファイトケミカルの項を参照してください。特に付け加えると、白米を食べるより、食物繊維やビタミンの多い玄米や雑穀の入ったご飯を摂ったほうが良いと思われます。同様に食物繊維の多いタマネギ、オクラ、ブロッコリー、トマト、小松菜、シークワーサー、それにキノコ類やお茶を多く摂ったほうがベターです。食物繊維は血中の多量の糖を体外へ排泄する役目があるからです。

糖尿病は、シニアにとっては４、５人に１人罹るとも言われ、１０年後には３人に１人は糖尿病になるとも言われています。インシュリン投与、または注射だけで治るのであれば問題ないのですが、糖尿病に罹る人は種々の病気を併発する下地を持っているのですから、気が付いた元気な時点から、食による予防をしたいものです。

関節痛にならないために

関節痛の起こる場所は、膝、股、ひじの順で起こりやすい場所となりますが、圧倒的に膝が痛みの多い場所です。これは加齢により、一番先に骨の一部の軟骨がすり減ってしまうからです。軟骨の老化現象です。この軟骨の老化現象は骨粗鬆症とほとんど並行に起こる場合が多いのです。人によって異なりますが、膝の使い方、歩き方、体重の掛け方によって、人さまざまに軟骨のゆがみやすり減り方が個性を持ち、炎症の仕方も異なってきます。

関節痛は、痛むばかりか腫れ、炎症を起こし、水が溜まり、腫れてしびれ、痛みます。立ち上がり時や階段昇降時に特に痛みを感じます。日常生活に支障をきたします。スポーツや事故で関節を損なった場合を除き、シニアは一般的には、老化による変形性関節炎で軟骨が変形して痛む関節炎です。老人性肥満や女性に多い病気です。

一般的には運動（ストレッチや筋トレなど）によって、また温熱療法により痛みが和らぐことがしばしばです。もちろん薬（鎮痛剤）、サポーターや注射による痛み改善（ステロイド）、軟骨（ヒアルロン酸などの）注入などがあります。温浴・温熱治療もあります。最終的には手術です。

軟骨は新陳代謝（骨代謝）が遅く、すり減ると回復代謝の月日が遅くなりがちで、また老化度合いによって軟骨の再生が遅い場合があります。軽い関節痛ならば数時間、数日我慢していれば良くなることがあります。数日外出できなくなれば、自立して生活ができなくなり、買い物、炊事、トイレ、風呂などに人手を要することにでもなれば、運動ができなくなり、他人に心配を掛け、また迷惑を掛けたりすることになり、それが種火となって、生活習慣病や大病になる場合があります。自立して生活する上で最も大切なことは、下半身の骨を強くすることと、脳がブレインフォグにならないこと（例えば認知症にならないこと）だと思われます。

そこで、関節炎にならないように、軟骨の擦り減りもある事を考えて、日ごろから骨素材と軟骨素材などをしっかりと食べ、補充することが大切で、関節痛になってからでは遅いと言われます。関節痛にならないために、バランス良い食事を摂ることが重要で、特に次のような食材に注目してください。

ウナギ、鮭、ブリ、サバ、イワシ、サンマ、マグロはオメガ3脂肪酸を含んでいます。フカヒレ、ウナギ、ヒラメ、カレイはコラーゲンを多く含んでいます。山芋、里芋、納豆、ナメコ、オクラはコンドロイチンを含んでいます。ウナギ、エビ、オクラ、イカ、キノコ類はグルコサミンを含んでいます。牛乳（牛乳で下痢する人はヨーグルト類やチーズを選びましょう）、乳製品、小魚、シラスはカルシウムを多く含んでいます。ショウガ、ヨモギ、トウガラシは関節痛に対し温める食材です。

これらの食材は、骨粗鬆症のところでも述べていますが、関節炎にならない平常時の栄養素を含む食べ物です。予防のためにしっかりと摂取しましょう。

がんにならないために

第1章で、がんになるのはどのようなメカニズムで罹るのかを書きました。まだ、家系や因果応報でガンになると信じている人がいます。またある人は、生まれた時から寿命や死因が決定されていると信じています。この運命説が遺伝子説と結びついて、科学的な確証と信じている人がいます。この遺伝子説は、ゼロとは言いませんが100%でもないのです。がんになり易い人は遺伝子で判定できるとも言われますが、時代、環境や個人の生き方の選択、食べ物などの選択で、がんになり易くなり、そうでなかったりすることが分かってきました。

がんの原因は、発がん物質と非常に関係が深く、発がん物質といかに深く接触するかで決まるとも思えます。日本人の現在の死因の第一であるがんによる死者数は2人に約1人です。ですから確率は50%ですので、一度はがんで死ぬと考えてもいいのではないでしょうか。しかし現在、猛スピードで医学・薬学でのがんの治療法は進んでいて、急死する確率が小さくなり、延命率が大きく、長くなってきました。

がんの種類も多様多種に亘り、それにつれた治療法も多種多様になってきました。早期発見により延命率が永くなってきました。しかし、がんに対する私たちの予防法と治癒法は、根本的には食事だと考えています。食事によるがんの発生もあり、食事によるがんの予防もあります。がんの発生場所は、消化器系の器官が最も多いのです。ここでは、特にがんの予防を、食事からという方向で、食内容（栄養素や食材）について記述します。

がん発生と非常に関係がある危険な物質に、発がん物質と放射線物質、そして活性酸素や過酸化物質があります。それらの害を防ぎ対抗する食材として、抗酸化物質があります。抗酸化ビタミン（前述）やフイットケミカル（前述）があります。具体的にそれらを含む食材を羅列します。

ビタミンA、Eを含む食材は各種レバー、ウナギ、アンコウ、カボチャ、ニンジン、バター、チーズ、豆類、小松菜、春菊、シソ、ニラ、ホウレン草、アーモンドです。ビタミンCが豊富な食材は緑黄色野菜や果物です。特にアセロラ、ユズ、キウイフルーツ、スダチ、レモン、パプリカ、ブロッコリー、ケールなどです。フイットケミカルは、植物が紫外線を守る（消去）するために生み出した栄養素で、抗がん作用を持つものです。特に重要なのはポリフェノール類の、私も研究していましたアントシアニン（赤、紫の色素）やイソフラボン、そしてカテキン類です。食材として黒豆、カシス、赤ワイン、ブルーベリー、紫キャベツ、紫イモ、黒米、ナス、ブドウ、プルーン、赤シソ、イチゴなど多くの素材があります。イソフラボンは豆類に含まれる重要な栄養素で、ホルモン代替品でもあります。ルチンはかんきつ類やそばに含まれています。カテキンは全ての茶類（緑茶、発酵茶）に、セサミンはゴマに、クルクミンを含むのはウコンでカレーの材料です。クロロゲン酸はコーヒーの栄養素でポリフェノール類に入ります。その他として、大豆に含まれる大豆サポニンやチョコレートの材料になるカカオマスも抗酸化能を示します。

このように、抗酸化活性を示す食材は全て抗がん作用を持ち、がん発生の初期段階である遺伝子の突然変異が起こる回数を止めて、がんの発生を予防します。これも食品食材の栄養素ががんを食い止める大いなる力だと思われます。毎日、毎食事、このような食材が皿やお椀に盛られることを期待しております。

熱中症にならないために

喉はよくしたもので、体内水１％（体重６０ｋｇの人ならば６００ｍｌ）で水を欲しがるものです。その時、喉の渇きがくれば、５００〜７００ｍｌの水を補充しましょう。体重に対して３％の脱水症状（体重６０ｋｇの人ならば１・８リットル）ならば血液量、唾液量、尿量共に減少し、ひいては意識障害も起こります。特に夏日に外で歩き回り、仕事をすれば、熱中症または日射病になったりします。高温多湿の環境で長時間居れば、体温調節機能がうまく働かなくなり、体内に熱がこもります。室内でも体温調節不能が起こることがあり、夏のクーラーも長く当たっていると脱水症状となります。体内の水分が減少すると、塩分と水のバランス及びカリウムイオンのバランスが崩れ、体温調節（上る場合が多い）がうまく機能しなくなります。

熱中症の中には、熱失神といって、血管の拡張により血圧が低下し、脳への血流が悪くなる場合があります。立ちくらみ、筋肉のこむら返り、ぐったりとなり、けいれんを起こし、さらにめまい、失神、顔面蒼白、脈が低下します。こうならないために、外出の際、特に夏日は、水分の用意を常にしておくことが大切です。その時、水ばかりでなく、塩分（塩玉や塩含有物）や、その他のミネラル（ミネラル飲料）も同時に用意することをお願いします。

第1章の終わりに「体内の水の重要性」について記しておりますので参照ください。

ストレスは万病のもと

ストレスとは、外部から刺激を受けた時の体に受ける緊張状態と言われています。精神的疾患で心の病と思っている人が多いのですが、外部からは物理的な刺激もあります。よって色々な刺激が体や神経にかかると、一時的に緊張状態の負荷がかかりますが、大抵は短時間に開放される場合が多いのです。しかし、長く刺激や緊張状態が続く場合には、心理的や物理的に刺激を受け、強いストレスとなって、一時的に血流が悪くなり、これをもとに戻すときに活性酸素が発生します。体内には抗酸化機構（抗酸化酵素）がありますが、活性酸素がその機構の処理能力を上回ったときに酸化ストレスが発生します。このような論文が数多く発表されています。酸化ストレスがたまったときや活性酸素が多く発生した場合には、体内の細胞や器官、臓器などに傷つく現象が示されます。詳しいことは第１章の「活性酸素」の項を参照ください。

ストレスを強く感じる人や長く感じる人は、すべての人の中で５人に１人の割合でいるとのことです。ストレスが続くとイライラ、胃痛、腰痛、肩こり、頭痛、不眠、落ち込み、食欲不振、過食になったりもします。ストレスを受けると、胃腸内の働きがまず悪くなり、免疫力が低下してきます。その結果、風邪などの感染症やアレルギー疾患や生活習慣病やがんの発生のリスクが高まってきます。すなわち、「ストレスは現代病で万病のもと」と言われるゆえんです。ストレスを受けない体と心の準備が常に必要です。

ストレスを予防するのは第一に食事です。毎日の食事を、三度規則正しくすることです。特に食事の内容に気を使い、バランスの良い食事内容を自ら常に心得ていることです。ストレスのたまらない精神状態を保つことです。バランス良い食事については、後述の第４章の２・３の項目（バランスの良い食事）で詳しく書きたいと思っていますので、期待ください。

追加として、食事に対して女性の方の一部には、食事の炊事、調理の疲れがもとでストレスが溜まることもありますので、それを解消するために、時にはデリバリーを頼み、外食や美食を食べに行くこともストレス解消には良い事かもしれません。この書物の目的は、ストレスの溜まらない、元気で長寿で自立して生活することにあるのですから。

第4章　自立して楽しく社会の中で過ごすために

自己変革をあえてしよう

若い時は自分中心でまっしぐらに突進すればよいのですが、年を取るほど猪突猛進が収まり、落ち着いた状態になってゆきます。この落ち着いた状態が老化を導くのです。しかし、安堵の生活から、自己変革なしには新しい未来はないと考えてください。シニアの中にはまだ現役の方もおられ、バリバリと働いています。一方、今まで培った職をリタイアして、悠然と暮らしている方もいます。極端な例を書きましたが、この中間でいろいろと外でなさっている方もおられ、逆に病気で床に就き、病院暮らしの方もおられます。色々な方がおられる中で、私達が一番関心のあるのは、健康であることでしょう。

特にシニアになれば、色々な病気が出る中でも、他人に迷惑をかけずに、自立して生活を続けることのできる環境が一番だと思われます。すなわち、健康寿命が長く続き、死ぬまでその健康寿命が継続することです。それには、体が健康ばかりでなく、体力と気力の生き抜く力が共にそろって元気であることでしょう。私が考えるには、シニアになればいつかは、ある時期に自己変革を思い立ち、いろいろな点で過去を振り返り、整理浄化しなければいけないでしょう。ちょうど古い写真を整理するように、古い衣類を整理するように、古い本を整理するように、ちょうど部屋の隅に積もっている古いごみを捨て去るように整理整頓し、清浄化すれば、新しき環境が生まれ出てきます。

私たちの体も、シニアにもなれば老化が激しく進んでいることに気が付くはずです。その時が「自己変革」の時です。例えば、疲れを感じ始めたとか、ストレスが多く溜まりだしたとか、少し足の運びが遅く、小幅になったとか、時々息切れがするとか、最近目の視力が悪くなったとか、目の視野が白く狭くなったとか、肌に潤いやはりがなくなったとか、少し肥満になったとか、こう言ったわずかな体の変化に気が付いた時が、自己変革の第一の時期です。

自己変革の第二の時期は、軽い初期の病気になった時です。または、病名が付いた時や薬を貰った時です。第二の時期までに自己変革をしなければ、健康寿命が短くなり、自立して生活できない時期となり、人の世話になって生活するようになります。

では、第一、第二の時期に、どのようにして「自己変革」をするか書きたいと思います。自己変革をするには、考え方をしっかりと認識することです。それは「老化は自然である」から、食い止める（終わらせる）のではなく「老化の発現を遅らせる」ことであると認識することです。

もう一つ重要なことは、生命（寿命）は栄養素・食品食材によって新陳代謝（第1章参照）を通じて永らえていることです。根本的には薬ではありません。そのことを了承した上で、長寿を全うするにはすべての食材を有効に使って、買い求めて、できるだけ多くの食材から、新しい正しい知識で毎日の食事を摂るように実践してください。

無理してでも自己変革を試みることです。甘えてはいけません。それがこの章の大事な内容です。ではどのように自己変革を成し遂げるかは以後の項目を読んで選択をお願いします。

新しいことに挑戦

新型コロナが3、４年前から世界中に蔓延しだして、人の動きは一変しました。青少年に比べて特にシニアは新型コロナの重症者、死亡者が増大し、シニアの動きはピタッと静止状態になりました。家から出なくなり、運動不足となり、人との交流がなくなり、戸外での喜びがなくなってしまいました。

脳学者が言うことには、シニアの脳は以前に比べてはるかに働きが鈍くなったと。そうすると医者が言うことには、脳の老化が加速化されて、認知症や関節症、糖尿病、高血圧者が多くなったと。すなわち脳の働きは、常に働かさないと神経細胞の働きが鈍ったり、細胞の一部の代謝が遅れたり、代謝廃棄物が残って詰まってしまうからです。これだけみても、淀んだ水は腐る以外になすすべがないように、いかに新しい情報が、脳の細胞活性化に役に立っていたかが理解できます。

また、シニアになれば、記憶力が衰えてきます。それは記憶に携わっているニューロン細胞を繋ぐ電子伝達物質（インパルス）が、活性酸素などによって減少してくるからです。このニューロンやインパルスの減少を防ぐには、一つは抗酸化物質を常に補給し、ニューロンや神経線維の酸化を止めて、減少を防ぐことであります。他方、ニューロンを活性化するために、脳トレをして老化を防ぐことです。この脳トレは脳に刺激を与える方法であればよいわけで、細かい手仕事やクイズ、学習などのトレーニングが採用されています。常に頭を使っておれば、急に頭は老化しません。

最も頭が老化しにくいトレーニング法は、頭の細胞に新しい刺激を送り続けることです。

新しい刺激は古い記憶と情報をやり取りして、新しいネットワーク（多くのシナプス）を形成します。この新しいネットワークが脳の活性化に繋がります。脳内での記憶は、言葉または図形での色や香りでのすべての知覚器官からのもので、脳で整理されていて、連想で蘇ってくるものです。よって連想でいかに再現できるかで、脳の力や知性などが評価されます。

シニアにとっては新しいネットワーク作りが苦手となり、避けて旧来のものばかり使用しています。旧来のものや古い記憶である蓄積物は、自然と新陳代謝で消えてなくなってゆきます。古いものほど新しい情報と結合させ、ネットワークを新たに形成させておく必要があります。すなわち、どしどし新しいものや知識に挑戦しなければ、脳の衰えも自然と退化し、行動量も弱ってくるものと思われます。家ばかりいて、他人と話す機会の少ない人や、外に出て新鮮な空気を吸わない人は、やはり刺激の少ない人と思われます。刺激が少なければ新しいことに気が付かない場合が多いのです。家の周りをたった１０分散歩することにより、近所の人に会い、話しするだけでも、新しい情報交換ができる場合もあります。また、庭に咲いている花に気が付き、色合いに感心する場合もあります。これも新鮮さが脳に伝わり、新しい挑戦となります。

シニアになれば刺激が少なくなりますので、このように新鮮さを求めて歩き回り、見て回り、読書し、人に会いましょう。そしてその新しいことに大いに関心を持ち、持続することが老化を少しでも遅らせる秘訣と思われます。

シニアは孤立しないこと

現在も今後も、シニアにとって心配事がますます増えつつある現象は、シニアの一人暮らしです。シニアは、自分の時代までは親の面倒を看て生活してきましたが、シニア自身の時代になると、独り暮らしになってしまいました。昔は旧家族制度で、一つの家に4、5人いや10人近くいた時代でしたが、太平洋戦争後、新憲法においては、急に家族制度が変わり、分散家族制度になり、夫婦一世帯が家族の基本になりました。その結果、シニアはほとんどが夫婦で暮らし、中にはつれ（伴侶）を介護しながら独り暮らしています。

人は複数で暮らしていると、いろいろな情報が入り、話し合えて、知恵も回るのですが、独り暮らしになると、まったく生活内容が変わってしまいます。つれを介護しながら、独り暮らしになる年齢は、平均的に健康寿命が終わる頃と思って良いでしょう。男性約７２歳頃、女性約７５歳頃が健康寿命ですから、介護しながら、独り暮らしになるのは男女逆になって、男性は７５歳頃から、女性は７２歳頃からです。すると男女同年齢の夫婦の場合、男性の平均寿命が約８２歳で女性は約８８歳ですから、男性は７５〜８２で７年間、女性は７２〜８８で１６年間が、計算上介護しながら、独り暮らしとなります。男性は７年間、女性は１６年間ですよ。この数字は長いと思いませんか。または大変な数字と思いませんか。この数字を縮めるには、男性がもう少し長く健康で、寿命も長くなることしかありません。

独り暮らしになると何が困るかと言えば、５点くらいあります。第１に精神的に頼ったり、話し相手になったりできるペアがいなくなったことは生活する上で大きなリスクです。第２に金銭的なリスクです。特に女性が独り暮らしになると、いままで金銭面で頼っていた一家の金が半額以下（逆の場合もあり得ます）になってしまいます。３番目に生活リズムが狂ってしまい、これから先の寿命が縮まってしまう場合が多いのです。４番目に家事（掃除、洗濯、買い物、炊事）をする時間が増えてきます。５番目に栄養バランスが悪くなり、更に老化しやすく、病気になりがちになり、死亡前後の連れの世話がなくなる場合が多いのです。

これらの1番から5番まで、一つ一つの内容を列挙すると大変ですが、特に私（男性）自身の体験からして、一人暮らしなので、少し書きたいと思います。特にペアの女性が早死にした場合です。

一番困っていることは、日常的な会話ができなくなったことです。なんでも聞いてくれていた人がいなくなり、声が出せないほど苦しいことはありません。相手を見ながら涙したり、笑ったりすることもできません。新しい情報があっても、伝える人や考えてくれたりする人がいないのですから、無言です。または一人ごとを寸言いうしかありません。他人が見れば滑稽です。本当のことを言えば、いつも頭はパニック状態です。私ではないのですが、妄想が激しくなり、早く死して後追いしたいと考える人もいるそうです。

次にやはり困っていることは、家事をする時間が増えたことです。家事はほとんど彼女の分担任務でしたが、一挙に全仕事が、私一人に掛かってきました。ちょうど熊本地震で家が危険状態になったので、１００坪の家を処分して、小さなアパートに移り住みました。それで家事も少量になりましたが、家事と言えば大変な仕事で、時間を多く費やしております。特に買い物、炊事をこまめに行うことが、私にとって大きな荷になります。買い物や炊事は経験が役に立つことで、私には全然経験がなかったことでしたので。男性の一人暮らしは確かに孤立しているのですが、家の内部に閉じこもって、外部の人と接する機会の少ない人は、更に孤立感を深めると思われます。火の始末をおろそかにして、火事を起こし、自分はともかく隣近所にも迷惑をかけることが多々あります。また戸締りがルーズになり、泥棒や強盗に入られ、死傷する場合もあると思えばぞっとします。もし、自然死でもなれば、死んだ日時が分からず、腐敗する場合もあります。

しかし、一人暮らしをぼやいてばかりしてはいけません。独り暮らしになるとメリットもあります。第1は自由がもらえたということです。第2はお金と時間の管理に敏感になれること。3番目は自由に全ての家事を自分流にできることです。

戸外の趣味を増やそう

退職を考えている人や退職が間近な人にとっては、退職後は遊びまわろうとか、自適な生活をしようと思っているのであれば、そんなにうまくはいきません。実際そう思って実行した人がおりますが、健康な生活は長くは続きませんでした。急に不規則な生活となり、今までの張りのある生活リズムを崩し、徐々に精神的リズムを崩し、家に閉じこもり、人との会話が途絶えがちになり、ついに健康・体調を崩してしまいがちになるものです。例えば、やる気がなくなり、食欲も落ち、体力も落ち、人にも会いたくなくなってしまいます。更に、考えたことのない病気（認知症など）が次々と襲ってくる場合が多いのです。

では退職後や一区切りついた後の生活はどうするかとなると、一番にすることは、今まで思う存分できなかった趣味を延ばすか、新しい趣味を思い切って作ることです。これは、室内にいてじっとしておくよりも、二倍も三倍も体にとって、精神にとって重要なことです。特に新しい趣味を作ることは容易でもありませんが、第二の人生にとって生きがいとなり、ボケ防止になり、長寿への入り口となります。例えば、若くて少し体力があれば、ゴルフ、グランドゴルフ、テニス、ボウリング、登山、旅行、水泳、サイクリング、ランニング、ジョギング、卓球、筋トレなどがありますが、一般的にはウオーキング、ハイキング、軽い筋トレ、ダンス、踊り、エアロビクス、ヨガ、太極拳、体操、ストレッチ運動、芸術鑑賞や音楽鑑賞、映画鑑賞、句会、ガーデニング、温泉巡り、釣りなどがあります。これらはグループでおしゃべりを交えての参加が理想的です。最初は独りで参加とも思えますが、仲間が増えることで脳が活性化され活動が続くとみなされます。一人では、はじめはがんばっていても飽きが来てすぐやめる性格の人がいます。苦手な趣味を始めることは、一番脳が活性化されるのですが、長続きしそうでなければ、仲の良い友達と一緒に始めることをお勧めします。

できれば毎日外出するようにして、趣味を楽しむのもシニアにとって醍醐味です。毎日ではなくても、外出することは、周りの見た目の景色から、出会う人から、色から、音から、いろいろな点から脳が反応し新しい記憶を作り、古い記憶と重なり、呼応し、特にアルツハイマー病の予防に良いと、脳学者が言っています。

室内の趣味を増やそう

本来は自宅で行う趣味より、戸外で行う趣味を推薦しますが、どうしても外出できない事情がある人にとっては自宅で行う趣味を探さざるを得ません。なぜ、戸外の趣味が良いかは、前述の項（戸外での趣味）で述べましたので、ご理解できると思われます。しかし、自宅や室内で行う趣味も多くあり、コロナが蔓延しだして、新しい趣味も加わり、多くの種類の競技や知的なものに興味がもたれてきました。

特にこの種の趣味では、一人で行うのではなく、複数の方とコミュニケーションを保ちながら楽しむのが長続きするようです。例えばペットの飼育、家カフェ、マージャン、将棋、囲碁、屋内ガーデニング、家庭菜園、複数で行う音楽やカラオケ、各教室（例えば、英会話、俳句、短歌、書道、絵画、茶道、生け花、料理、手芸、ダンスなど）読書などがあります。すべて体や指先、頭脳を使い、相手の気持ちを察しながら、協調し、丁寧に行うのが特徴のようです。とにかく戸外であれ、室内であれ、笑いを伴い、喜怒哀楽を交えて、交流できることが、一番悪い孤立を排除でき、自分の個性を引き出し、伸ばすことができると確信しています。

一般的に趣味を始めることは、好奇心を掻き立て、探求心を育てることに通じて脳に良い影響をもたらします。ストレスも軽減され、または消滅させることさえあります。「趣味の時間に集中し、没頭することは最高の脳トレ」と、ある脳学研究者が言っています。時間に集中することは色々な記憶が定着し、思考力が上がることになるとのことです。

趣味がない人には室内で料理をお薦めします。これは必ず毎日3回行い、いつでも参加できるし、家には道具がそろっているからです。テレビ、ラジオ、スマホ、本、いろいろな情報機関に毎日料理レシピのことは報道されているからです。ただ、材料を近くのスーパーなどで仕入れや買い物に行かねばなりません。これも新しい知的好奇心を刺激し、脳の機能が高まることに間違いありません。レシピを調べ、料理の段取りを調べ、手先を使うことに、脳は高度に活性化されます。今まで作ったことのない料理ほど脳が活性化されるそうです。

バランスの良い食事とは

何をどのくらい食べればよいのか。この課題が食品栄養学の大切なテーマです。これが本当に分かれば予防医学も栄養学も卒業です。一口では「バランスの良い食事」について、これこれですとは言えません。なぜならば、研究途上のテーマであり、切り口によって、いろいろと回答が出てきます。初めから言っておきますが、１００点満点の正解はありません。しかし、「バランス良い食事」の言葉は非常に大切で、常に健康と寿命などのテーマが内包されている言葉です。現在のところ研究者の過半数の「バランスの良い食事」について、私見も交えながら述べてみます。

食事を大きく4区分に分けます。主食、主菜、副菜、その他です。主食はごはん、パン、麺類です。主菜は肉、魚、卵、大豆料理です。副菜は野菜、きのこ、海藻類です。その他として、牛乳、チーズ、ヨーグルト類、果物類と水です。栄養成分として、主食は主に糖質です。主菜は主にたんぱく質です。副菜は主にビタミン類やミネラル類と食物繊維です。その他はミネラル類やビタミン類です。この4区分の摂取量（重さ）の比率は色々説がありますが、3対2対4対1の割合です。以前は主食の割合が多かった（4）のですが、現在は副菜のほうが多く（3→4）なっております。この比率が大まかな、しかも大切な6大栄養素によるバランスのとれた比率なのです。

次にバランスのとれた食事の内容に関しては、「3色食品群」「4つの食品群」そして「6つの基礎食品群」の3つの提案があります。この3つの例は、バランスのとれた良い食品の範例となるでしょう。

「3色食事群」は赤（血や肉をつくる意味で赤、たんぱく質を意味する）、黄（熱や力になる意味で黄、糖類を意味する）、緑（体の調子を整える意味で緑、食物繊維やビタミン、ミネラル類を意味する）。

「４つの食品群」は四大栄養素を含む（たんぱく質、脂質、ビタミン類とミネラル類が１群）、肉や血をつくる（たんぱく質、脂質、ビタミン類とミネラル群が２群）、体の調子を整える（ビタミン類、ミネラル類、食物繊維が３群）、熱や力になる（糖質、たんぱく質、脂質が４群）食材と分けています。

「６つの基礎食品群」は、細かにわかりやすく６群に細分化しています。その１群は魚、肉、大豆製品で、筋肉や骨をつくる良質たんぱく質で、２群は牛乳、乳製品、大豆製品で、骨や歯をつくるカルシウム源で、３群は緑黄色野菜で、皮膚や粘膜を保護するカロテン類で、４群は淡色野菜と果物で、身体の機能を調節するビタミン、ミネラル源で、５群は穀類、イモ類、砂糖、エネルギー源で、６群は油脂類、脂肪類で、エネルギー源と分けられ、一食にこれら６群からなる食材を摂ることを推薦しております。

他に、バランスの良い食材に用いられる合言葉があります。「まごわやさしい」という言葉です。ま‐豆、ご‐ゴマ、わ‐ワカメ、や‐野菜、さ‐魚、し‐シイタケ、い‐イモ類です。これは、日本の伝統的な身近な食材の名であり、完全ではありませんが、和食の際は気を付けて一食中にこれらすべてを加えれば、バランスの良い食事になるように思えます。

もう一つ、慣用句として、「一汁山菜」があります。一椀の汁物に3種の主菜と副菜を意味しております。同様に、数多くの物をお膳に並べて食べましょうということを意味しております。

以上は、食材を色々な点で体の生命を維持し、成長させ、長寿になるように栄養学的に考え抜いた一考察です。一度読めばわかるように、多種多様な食材が、雑食である人間には必要なのです。歴史上からして、人は単一な食材（野菜のみ、肉類のみ、または1、2種の食材）から、人の生命は成り立ったのではなく、遺伝因子には多様な未知な遺伝情報が刻まれています。これから、私達が未来に向かって、生命を活性化し、平均寿命を延ばすには、いろいろな生命にかかわる、体を調節する食材を摂ることが目的を叶えることになるでしょう。基本的には、この項に記した要旨を把握すれば病気に罹らず、長寿を全うできると信じることができます。

毎日または週一回食べた方が良い食材

毎日、毎回（３食）食べる食材はご飯です。ご飯をパン食や麺食に変えて結構です。エネルギーを供給しない食はありえないと心得てください。若い女性が、ダイエットでこれらのエネルギーを摂らないことはとんでもないことです。エネルギー源あってこそ、体や頭の臓器すべてが働くのですから。もちろん適当な量を摂取することが前提です。ご飯や、パン、麺類は糖質（糖類）と言われ、化学的にはでんぷんの構造をしていますが、アミラーゼという糖質分解酵素でオリゴ糖に分解され、腸の吸収前にはまた、グルコアミラーゼなどの酵素でぶどう糖（グルコース）として分解され、エネルギー源として消費されます。またグリコーゲンの貯蔵物質として、また他の脂質やたんぱく質と共に、複合化合物を合成します。

ずーっと前の項で、朝食を摂らない学生が、授業中頭が働かなくなった例を書きましたが、生活に直結した運動のエネルギー源は糖質です。病院でも、食事ができなくなったときはグルコースやマルトースの点滴注射をするでしょう。生きるための第一はエネルギー補給です。

でんぷんは生で食べられません。それで炊いたり蒸したり煮たり熱を加えて加工するのです。そうすると生のでんぷんの構造物のアミロペクチンの準結晶構造に水が入り、熱で膨れあがり、消化酵素が働きやすくなります。人類が火を使うことと稲作農耕法を発見したことは、人類の大進化でした。

次にたんぱく質です。肉や魚、卵と大豆類はたんぱく質源として良質たんぱく質で、世界中の人が毎食摂り、食欲をそそる食材として第一に数えられる食材です。しかもたんぱく質を構成する9種のアミノ酸は、人が作れないアミノ酸（必須アミノ酸と呼ぶ）で、それら9種のアミノ酸を構成比で適当量含有するたんぱく質が「良質たんぱく質」なのです。よって体をつくる（構成する）食材は、毎回毎食一定量摂らなければならない食材です。主に魚、肉、卵、大豆製品（納豆、豆腐）です。このうち、一回に一または二品を二つ掌広げた中に十分入る量を摂りましょう。

三番目は脂質に関する食材です。魚や肉類には脂質が多く含まれています。しかし、その脂質は、良質脂質ではなく固体状の脂質ですので、固形状の白身、または白筋は控えめに食べて、その代わりに液状の脂質である油類を摂るほうが体にとって良く、血液をサラサラにする成分や酸化したコレステロールを排泄する役割をします。その成分は良く研究されている成分で、オレイン酸系が多いオリーブ油や菜種油、サラダ油に含まれています。但し、液体の油の中では、必須脂肪酸であるリノール酸（紅花油、大豆油など）とリノレイン酸（亜麻仁油、エゴマ油など）を５：１で摂ると、血管が浄化され体が蘇るようになります。これらの油は多く摂るものではなく、１０ｇ前後摂れば十分と考えられます。その内リノレイン酸系の油は２ｇ摂ればよいでしょう。これらの油は体内では作れない油であり、前に述べたように、血液の流れを良くし、更に栄養分を運び、また油性のビタミン類（ビタミンＡ、カロテノイド、ビタミンＤ、ビタミンＥ、ビタミンＫ）の体内吸収を助け、抗酸化作用と骨の形成に深く関与しているのですから。

もう一つ油脂類で重要な栄養素はリン脂質です。リン脂質は体のすべての細胞膜の主な材料です。体の再構成、すなわち新陳代謝の原材料です、また脳での記憶細胞の原材料となるのですから、大変大切な食材です。特に卵と大豆に多くの比率でリン脂質が含まれています。よって、できれば一日毎食、少なくとも二日に一食は、卵か納豆、または豆腐を食卓に挙げてほしい重要な食材です。

次にレバーは、ビタミン類を多く含む材料です。豚、牛、鶏のレバーは安く売られています。このレバーにはビタミンB_2、ナイアシン、ビタミンB_6、ビタミンB_{12}、葉酸、パントテン酸、ビオチン、鉄、亜鉛、モリブデンが多く含まれ、他の食品に類を見ない多くのビタミンとミネラル類を供給してくれる食材です。一つの食材で多種多様なビタミンとミネラルを含む食品は、レバーただ一つです。レバーは臭みを摂れば立派なおかずになります。私はレバーを安く買って、臭みを除いて、小さく切って、4~5個単位にしてパックに詰めて冷凍して、いつでも食べられるように保存して、週に1、2回おかずとします。

次に、長寿を全うする最も重要な食材は野菜です。できれば生野菜が良いのですが、長時間煮るのではなく、蒸すか天ぷらで、ビタミン類が短時間で抜けないような料理法で、毎日山ほど食べてほしいのです。一日食べる量は、両手でお椀をつくったその中に山盛り一杯が、一日の食べる量(1日350gと言われています)です。しかし、そんなに神経質にならず、1回の量は小皿山盛り一杯を少なくとも守れば十分です。煮ると体積が減り、小皿一杯でも良いわけです。野菜を摂る際は1種類でなく、3~5種を混ぜて、色合いもいろいろ考えて、楽しんで味わって欲しいのです。

出来れば更に、毎日、海藻類やきのこ類を1~2種類加えてほしいと思っています。

長くなりましたが、もう一つ付け加えてほしい料理は発酵食品の味噌汁です。具たくさんの、またはおいしいものを加えたホカホカの味噌汁です。

この4～5点が、毎日3食にとってほしい「バランス良い食事」内容です。

まず体重と血圧を定期的に測ろう

まず、自分を食の上で改革しようと思うならば、自分の体重をいかに保つかです。体重を減らすのか、増やしたいのか、いや現状維持で十分と考えるかです。体重を減らしたいのであれば、体重の元となる食べる量を、以前と比べて減らすことです。

ここで、「ダイエット」という言葉が重要です。ダイエットは若い人に特に関心があり、数度試みられています。しかし、ダイエットという言葉は、急速体重減量法に置き換えられ、2、3か月で大幅な体重減量（5～15kg）を期待されています。とんでもない事です。食・栄養学者たちは、このダイエット法（数%の成功者がいたとしても）はとても危険な試みで、目に見えない体の中に生命の悪い異変が生じると警鐘を鳴らしております。また、リバウンドが体質上絶対というほど起こります。元の木阿弥です。

多くの、俗に言うダイエット商法が急速減量法を採用し、宣伝し、誘惑しています。この非科学的な方法に乗らないようにしてください。乗るのであれば、緩慢でゆっくりとした減量法を試みてください。

それに持って行くには、まず、体重を毎日一定時間に量ることです。例えば食前、食後、またはお風呂前か後、大便の前か後の一定時間に、裸か、一定の服装で体重を量ることから始まります。必ず、手帳かノートに記録します。次にその場でグラフにします。記録し始めて1~2月すれば、自分の体重が上向きか下向きか、やや水平かが見通せます。

そこで、食を見直して行きます。グラフの傾きが上向きな方は、今までの平均的な食べる量をほんの少し減らして行きます。握りこぶしの半分くらいの量を、毎回減らして行くのです。グラフは書き続けます。その後のグラフ線が、前より平たく水平になれば成功で、これに3~6か月かかれば大成功で、その食べ量を維持してください。

これが緩慢減量法で、体の内部を損なわず良法です。免疫力も無理なく付加されます。一年間で5~6kgの体重減量ならば、動きが軽くなり、充実してきます。すなわち1年単位で体重を減量させることです。内臓脂肪型で、へそ回りが基準より大きい人や、BMIが大きめの人は、生活習慣病を発症しやすいので、食事量と共に腸活をお薦めします。

逆に細身の人が、少し太って平均値になりたいのであれば、緩慢増量法を採用します。すなわち、体重を一定時間毎日、測定し、記録し、折れ線グラフ化します。折れ線グラフがだんだんとゆっくり上昇であれば大成功です。少しずつすべての食べる量を増やして行くのです。３～６か月で１～３ｋｇ増量ならば、その傾向を保てば１年間で５～６ｋｇ太り、体が頑丈になり、貧血や息切れや疲労しやすい体質が少しずつ快活になってくると思われます。

ゆっくり体重増加法ならば、免疫力もそれにつれて付加されます。特に急激なダイエット法は、栄養学的に体を損なってしまいます。絶対に数字の魔力に取りつかれず、悠然と緩慢ダイエットを試みましょう。

次に、血圧を測る目的は少し違います。血圧は血圧計で測らない以上、自分の血圧がいくらかは普通分かりません。１年に一度の健康診断を受けておられるならば、自分の健康状況が分かります。その時、総合診断が下され、色々な診断が医師より言い渡されます。血圧もその報告書には記入されておりますので、医師より指摘されなければ自分で見ることができます。よってほとんどすべての人は、その時の血圧を記憶していると思われます。

血圧は変動しやすいものです。私自身、血圧は数十年自分で測定し、記録し続けておりますが、一日の中でも変動は激しいものがあります。ある時は130mmHG（以下mmHGを省略します）かと思えば115に下がり、ある時は150、170と上昇するのでした。医師にこの数字を見てもらえれば、130は高血圧の境目と言われ、115は標準で問題ありませんと言われ、150にもなればかなり高いですね（高血圧）と言われました。同じ人で、2、3日の内に115から170に変動したので、本当に高血圧なのか非常に疑問になりました。

150後から1年経ち70歳になったとき、医者の測定値が160でした。すぐに医者から高血圧の薬を貰いました。3～4年飲み続けました。しかし、その時考えました、食事で平常に戻せないものかと。そして毎日血圧を測り続けました。驚くべきことに、血圧は一日の内でも上下が激しく、30～40はありました。そこで食事に工夫を凝らし、発酵食品や野菜類を多く摂ることにしました（詳しいことは別項を参照ください）ところ、1、2年内に変動が20前後になり、平均血圧が130くらいに落ち着いてきました。薬を時々やめました。最終的に薬を絶ったのは4年後の事でした。現在6年以上たちますが、血圧はやや高めですが正常内です。

ある研究者によれば、個人差がありますが、シニアになれば血圧は年齢に相応して高くなるそうです。血圧の平常値（上限値）を年齢＋９０と定めている医師や研究者もいます。例えば６０歳であれば６０＋９０で１５０となり、この値が６０歳の上限値となります。しかし、１６０以上になれば要注意ですので、早めに医者と相談が必要と思われます。それには血圧の測定を平生から始めて、記録し、折れ線グラフを書いて、全体を見まわし、特に食事の思い切った変革を望み、根気強く実践すると、きっと、私のように高血圧はどこかへ吹っ飛んでしまうでしょう。

アンチエイジングを求めて

アンチエイジングとは「老化防止」とか「抗加齢」「抗齢」「抗老化」とも訳されますが、年より若く見える現象を指します。人は1年ごとに年取るのは当たり前です。年齢より少しでも若く、顔かたちが見える事を喜ぶのは常ですが、立ち振る舞いが若いのが重要です。また、ただ外見だけが若いというのも重要ですが、体の中が若いのも一番重要で、若い体（内臓を含めて）を持っているのが、アンチエイジングという言葉ではないでしょうか。特に長寿を求めて健康な体つくりをするために、この言葉は生まれてきたように思えます。

年取れば、すべての外観や体の内部が年相応に劣化してきます。それを跳ね返すような年齢で、より若い元気な体つきを、アンチエイジングは求め、長寿を願っています。しかし、体の内部は見通すことができません。そこで体の不調や食欲や体の外観で、または色々な測定値で体の内部を憶測するのです。人は欲深いもので、なんでも平均値より良い値を熱望するものです。特にシニアにとって、アンチエイジングと言えば、急激にやってくる死からの恐怖を避けることでしょう。

その死の原因は、シニアにとっては①がん、②心不全、③脳溢血でしょう。この3大死因を少しでも遅くして、平均寿命を長引かせることがアンチエイジングともいえます。さらにこの3大死因の要因をつくる生活習慣病に遅く罹ることも、アンチエイジングに通じることにもなると思われます。よって生活習慣病にならないようにするには、どうすればよいかについては、いままで多くの頁を割いて事細かく書いてきました。特に食事は、生活習慣病の最も主な原因ともなります。

老化や生活習慣病の予防の栄養成分がビタミンやミネラルであることは第一義です。次に、老化を進める悪玉因子である活性酸素や過酸化油脂を消去する抗酸化物質のフイットケミカルです。過酸化脂質は血管を傷つけ、動脈硬化を起こし、ＤＮＡを傷つけ、がんを導く原因ともなります。イソフラボン、アントシアニンやカテキン類のポリフェノール類をしっかりと毎日適当量摂りながら、免疫力を付けることです。そのことにより、老化を防ぎ、生活習慣病を防ぎ、ひいては３大死因から免れ、延命になると確信されます。いつまでも元気で活動的で楽しい日々を送るためにも、食の深い、体に及ぼす影響を考えたいものです。

もう一つ大事なアンチエイジングは、脳をいつまでも若く整えることです。認知症を防ぐには、日々の食に依存しておりますので、３回の食事毎に糖質をしっかり摂り、脳の新陳代謝を活発に、レシチンやＤＨＡとＥＰＡを間断なく摂り、多くの抗酸化物を摂れば、脳は若返ってくるでしょう。脳活という言葉も生まれていますが、この内容についても前項に詳しく述べていますので参考にしてください。

食事の全体的なことを申しますと、シニアは運動量が少なくなっていますので、肥満になり易くなります。色々な点を考慮して、シニアの食の一部に発酵食品（第２章を参照）を加えることをお薦めします。と共に、整腸作用のある抗酸化物質の摂取も重要です。食で補うことができない時は、サプリメント植物発酵食品（オリーゼ本舗など）を補いながら総合的にバランスを保つことを推奨します。特に、低栄養の為に歯が取れ、飲み込む力や消化力が弱り、体力が落ちこみ、フレイルや介護状態になり、元気を失い、長寿も失ってしまうこともありますので注意しましょう。

老化を止める運動と睡眠

最後の項に近づいてきましたが、今まで書いた食・食材の内容を実践して頂く際に、重要なもう一つの実践項目があります。それは老化を止める運動（体操）と睡眠です。食関係の研究者は、ずーっと以前から食・運動・休養（睡眠）の重要性を提唱し続けていました。食がその人の完全な生きるためのものであっても、栄養物は身体の運動と睡眠や休養あってこそ、新陳代謝が完全になされるのです（第1章シニアと睡眠を参照のこと）。

シニアになって、若い時より運動量が減ってくると一番に影響を受けるのが、エネルギーの摂り過ぎ（過食）です。だからと言って、食によるエネルギー量を減らすと、てきめんに老化が進みます。シニアは割と経験豊富である反面、常に悩みというより、ストレスを抱えていることが多いのです。そのため、寝つきが悪く、熟睡時間が短くなり、良質な睡眠ができていない場合が多いのです。

また、リズミカルな休養もできていなく、だらだらとした日課となっています。これでは老化が進み、若い時の過ごし方を夢見てはいけなく、今後の過ごし方に非常に悪いイメージが湧いてきます。特に現役から手を引くと「隠居」や「晴耕雨読」をすれば良いと勘違いして、楽ばかりを追い求めがちです。昔の封建制度ならばいざ知らず、現代に「隠居」はありません。できるならば、現役を続けるか、現役に準じる職内容を持ちたいものです。

現役に準じる内容ならば、趣味を増やし、運動を付け加えるようにしたほうが、老化の程度を遅らせることができるのです。外出するような、散歩、ウオーキング、ジョギング、旅行や登山・水泳は、体の筋肉や筋を柔らかにする運動です。日頃、家庭内で使わない筋肉のエクササイズにはもってこいの運動です。衰えた筋肉を少しでも鍛えれば、基礎代謝量が多くなり、内臓の活性が高くなり、免疫力も高まり、一般に言う病に強い体と変化します。

散歩とウオーキングは、毎日１０分でも１時間でもできる手軽な運動で、動脈硬化を防ぎ、骨粗鬆症を防ぐ重要な運動です。私も7年前よりウオーキング協会に入会し、１カ月に1~2回10kmを歩破しております。その結果、弱い私の足は何とか耐えることを覚え、会員の皆さんと四方山話を混ぜ合わせながら、ストレスを発散させながら歩いておりました。一時、2年前に偶然患った膝関節炎が発病しましたが、すぐに改善され、嘘のように過去の笑い話になってしまいました。

最近はウオーキングに加えて、ストレッチング類似の体操を10分程度しています。シニアにぜひ習慣化してほしい運動は、やはり、ストレッチングです。ストレッチングは運動不足を補う運動として最適で、特に腰以下の骨、筋肉を柔らかく、伸ばし縮める運動です。机か台につかまるか椅子に座って行えますので、楽な運動となります。例えば椅子につかまって、立ったまま腰と足を上下に屈伸運動させます。一方、椅子に座れば、片足ずつ上下させ屈伸運動をゆっくりします。このような運動をする事により、関節に関係する筋肉と骨をエクササイズするのです。この緩慢な運動をすることにより、シニアの老化する筋肉や血管を丈夫にすることができるのです。多くの食材といっしょになって、体の新陳代謝を盛んにして、老化を食い止め、また遅らせる効果が大であります。若い時とは異なる、シニアにはシニアの体操や運動があることを知って欲しいし、またすぐ実行に移してほしいと思います。

このような運動は長く続けて効果が出るもので、効果がないなどと勝手に自己判断して止めることはしないようにお願いします。更に、心地よい運動は体に響き、睡眠までが良い方向に向かうことも体験済みです。食、運動、睡眠の三者がうまくかみ合ってこそ、シニアにとって無病息災や長寿が叶えられると確信します。

最後にお願いです。この本に記している、食を中心とした未知の事項や同意・関心する事項を、一項でも二項でも実践に移して、持続させてください。そうすれば、この本は大層喜ぶことに違いありません。

食と健康のための基本生活習慣

今まで記載した内容を要約すると、食を中心とする基本生活習慣となります。それがひいては美と健康につながり、自立したシニアになり、元気な長寿が約束されます。詳しいことは前述のすべてとなりますが、簡単な言葉にして羅列してみました。

①即、禁煙を守ること。
②持続的な軽い体操や運動をする。
③適度な睡眠と休養を取る。
④発酵食品を毎日毎回摂る。
⑤糖質（多糖類）の摂り過ぎは禁物。
⑥野菜類は毎日毎回手に余る程摂る。
⑦塩分は過剰に摂らないで、その分カリウムの多い野菜類や海藻類を摂る。
⑧肉類・魚類や豆類の良質たんぱく質を1日に2、3回適当量食べる。
⑨適当量の飲酒で体を燃やす。
⑩油溶性ビタミンは魚類や肉類に多いので、固まりやすい脂質を除きながら食べる。
⑪水溶性ビタミンとミネラルは、野菜や果物、木の実、海藻類、きのこ類に多いので好んで食べる。
⑫骨粗鬆症にならないような食材を務めて食べる。
⑬物忘れやボケ遅延・防止の食材を好んで食べる。
⑭痴呆症を予防する食材をできるだけシニアの早い時期から好んで食べる。

⑮脳を鍛える学習、すなわち新しいことに毎日挑戦する。
⑯一人住まいの人は、特に孤立しないで戸外での趣味を持ち、楽しむ。
⑰体重や血圧を定期的に測定し、半年や1年を通して敏感に対策を講じる。
⑱バランスの良い食事を自分で考えだす。
⑲決して薬漬けにならない。
⑳前向き思考で多くの人を支え、支えられて生きる。

最近のデータでは、内臓脂肪を減らすことにより、若さのホルモン「アディポネクチン」が分泌されるといいます。そのホルモンはインシュリンの働きを正常に戻し、動脈硬化を防ぎ、心臓や脳を保護することが判明しました。それを生み出す食材は緑黄色野菜や大豆食品と青魚であることも分かり、適度な運動も併用すると更に効果が上がることが示されました。前述の①から⑳項目を少しでも、いや大いに実行すれば、若さのホルモン「アディポネクチン」が生み出さることでしょう。

以上のことを深く考え（もう一度、この本を読めば、なお、了解できます）一日一日、自分で決めた項目を長いスパンで実行すれば、一年後から、体の中のすべての新陳代謝が少しでもうまく回り始めることでしょう。それを信じてこの本を書きました。

前向きに楽しく生きよう

人生の目的は、前向きに楽しく生きることが最終目的ではないでしょうか。これから先は泣いて生きるより、苦労して生きるより、ケガして生きるより、病気で床について過ごすより、できる限り自立して生き、人の世話にならないように生きることが楽しく生きることに繋がります。他人の心や行為を恨んだり、妬んだり、殺すことは、あえてする事ではありません。自分の欠点やマイナスばかりに目を向け、気を取られていると、気分は塞がり自己否定へと向かいます。

気分を明るい方向へ向ける人は、食の回路も良い回路が開け、消化液も活性化してきます。食に関し新陳代謝が活発化すると、ホルモンも活性化して、脳内からエンドルフィン、セロトニンやドーパミンという幸せホルモンが漏出し、精神を高ぶらせ、安定化に誘います。

何も好んで病気になる必要はありません。体内の各場所が傷つき、痛み、苦しんでいると何もできません。大切なことは、自分の現実をありのままに認め、受け入れることだと思います。自分が一番良い食事をしていると考え、改良しないでいる頑固な人は、その性格を捨てて、科学的な未来のための健康法を学ぶようにしましょう。我慢する必要もありません。苦しむ前に傷つく前に、そうならないような対策が重要なのです。

その一つは、生活習慣病やその前段階（未病）にならないように、食を中心とした知識を身に着け、確信・納得した上で、自分をコントロールして、実践を楽しみながら、プラス思考で半年、一年と持続させ、その喜びを甘受することです。実践内容はもうすでにこの本を通じて記しましたので、必要ならばもう一度読み直してください。

とにかく、読者の皆様の一人一人の命が高ぶり、未来に向かって意思のポテンシャルが高くなることを期待し、願っております。

人生を強く生き抜く
シニアのための食と健康法

二〇二三年九月二十四日　初版第一刷発行

著　者　大庭理一郎
発行者　谷村勇輔
発行所　ブイツーソリューション
〒四六六・〇八四八
名古屋市昭和区長戸町四・四〇
電　話　〇五二・七九九・七三九一
ＦＡＸ　〇五二・七九九・七九八四
発売元　星雲社（共同出版社・流通責任出版社）
〒一一二・〇〇〇五
東京都文京区水道一・三・三〇
電　話　〇三・三八六八・三二七五
ＦＡＸ　〇三・三八六八・六五八八
印刷所　藤原印刷

ISBN978-4-434-32737-7